U0198330

周行涛 周晓东 赵 婧————— 主编

儿童和青少年
眼健康筛查与
近视防控

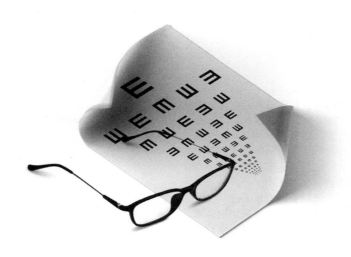

上海科学技术文献出版社
Shanghai Scientific and Technological Literature Press

图书在版编目（CIP）数据

儿童和青少年眼健康筛查与近视防控／周行涛，周晓东，赵婧主编．—上海：上海科学技术文献出版社，2020
ISBN 978-7-5439-8129-4

Ⅰ．①儿…　Ⅱ．①周…②周…③赵…　Ⅲ．①青少年—眼科检查②青少年—近视—防治　Ⅳ．① R770.41 ② R778.1

中国版本图书馆 CIP 数据核字 (2020) 第 071307 号

责任编辑：徐　静
封面设计：袁　力

儿童和青少年眼健康筛查与近视防控
ERTONG HE QINGSHAONIAN YANJIANKANG SHAICHA YU JINSHI FANGKONG
周行涛　周晓东　赵　婧　主编
出版发行：上海科学技术文献出版社
地　　址：上海市长乐路 746 号
邮政编码：200040
经　　销：全国新华书店
印　　刷：常熟市人民印刷有限公司
开　　本：889×1194　1/32
印　　张：4.75
字　　数：86 000
版　　次：2020 年 6 月第 1 版　2020 年 6 月第 1 次印刷
书　　号：ISBN 978-7-5439-8129-4
定　　价：39.80 元
http://www.sstlp.com

致　谢

感谢上海市科委优秀学科带头人计划

感谢奥比斯"看得见的希望"（Seeing is believing）项目

感谢全体编委

感谢董健鸿、董利群、钱进、张忆等老师诚挚的帮助

序

视觉障碍不仅给盲疾人士自身学习和就业带来极大的不便，也在很大程度上影响其家人的生活和工作。因此，这不单是一个健康问题，也是一个社会问题。渣打银行致力于对抗可预防失明，于2003年在全球范围内发起"看得见的希望"项目，为需要帮助的人士提供可持续的眼科医疗服务。上海项目于2012年启动，通过与国际奥比斯及复旦大学附属眼耳鼻喉科医院合作，为上海的儿童建立眼保健体系。

我个人非常支持和关注该项目，很高兴看到项目进展顺利并且超额完成既定目标，也由衷钦佩复旦大学附属眼耳鼻喉科医院项目负责人周行涛教授和所有参与项目的医务工作者们所表现出的专业精神和高尚医德。他们的一些鲜为人知的付出令我非常感动：周教授和医生们自愿放弃培训授课补贴，将这部分经费重新投入到项目中，来帮助更多的患者；上海项目为当地福利院的儿童患者提供眼科治疗，在这个过程中，很多医务人员自发做起志愿者，在术前准备和术后监控等环节中无微不至地照顾那些接受治疗的小朋友，有几次甚至整夜没有合眼……这正是对"看得见的希望"精神的完美诠释，我相信这种精神在项目结束之后将继续鼓舞更多的人。

乐见此次《儿童和青少年眼健康筛查与近视防控》一书得以出版，对上海项目的相关经验进行了很好的梳理与总结，填补了该领域的空白，使广大医务人员、老师和青少年儿童受益。

衷心期望这本专业书籍能够对中国儿童和青少年眼健康做出贡献，让更多的孩子拥有"看得见的希望"。

张晓蕾

渣打银行（中国）有限公司

行长、首席执行总裁兼副董事长

Preface

The collaboration between Orbis International and Eye & ENT Hospital of Fudan University started from the "Seeing Is Believing" project initiated and sponsored by Standard Chartered Bank in 2012. This 1.3 million USD, four year project aimed to establish an eye health network for poor and migrant children in Shanghai and improve their sight. Eye & ENT Hospital of Fudan University built up close partnership with 12 district hospitals through this project, and this "Vision Screening Guidance of School Students and Myopia Control" is the best practice results of screening activities implemented by Eye & ENT Hospital of Fudan University and branch centers during the project. This book is one of the significant and impactful results of this project and represents the first publication of its kind.

The editor of this book, also the leader of the "Seeing Is Believing" project, Dr. Zhou Xingtao is a refractive error treatment expert who is well known in domestic and international ophthalmology circles. He and his project team cooperated well with other departments of the hospital and project branch centers and all targets set for the project were achieved or over exceeded.

I sincerely hope and wish that this international academic standard book will benefit the children eye health in China!

George W. Smith, III

Director, Orbis North Asia

序

国际奥比斯与复旦大学附属眼耳鼻喉科医院的合作始于2012年由渣打银行发起并慷慨资助的"看得见的希望"项目。该项目历时4年，总预算130万美元，旨在为上海市的低收入者和流动儿童建立一个眼保健网络，从而提高他们的视觉质量。通过该项目，复旦大学附属眼耳鼻喉科医院与12家区级医院建立了紧密的合作伙伴关系，本书的出版正是复旦大学附属眼耳鼻喉科医院与各家分中心对在校学生进行的一系列行之有效的筛查活动中得出的经验总结，是该项目的一大硕果。该书兼具理论性与实用性，填补了国内无学生视力筛查指导类出版物的空白。

本书的主编也是"看得见的希望"项目负责人周行涛教授，周教授是一位在国内外都享有盛誉的治疗屈光不正的专家，其高超的医术和崇高的医德在病患中有口皆碑。由他带领的项目团队与医院各个部门、各分中心通力协作、积极进取，出色地完成了项目规定的各项任务，其中部分指标更是超额完成，其敬业精神令人由衷敬佩。

　　衷心期望这本具有国际学术水准的专业书籍能够对中国儿童和青少年眼健康的防护做出积极贡献！

司马桥

奥比斯北亚区总监

前　言

孩子是祖国的花朵。

孩子的眼健康是无价之宝。

当我开始奥比斯"看得见的希望"项目的奇妙之旅时，我确信我与团队在做一件正确的事，我们愿意为孩子的眼健康洒下汗水！

什么是青少年眼健康筛查？什么是青少年视觉筛查的重点？如何进行筛查？筛查流程是怎样的？筛查常见问题有哪些？筛查结果的跟踪与防护有哪些？孩子的眼睛很好，是否也有必要参加疾病筛查？在筛查时，入校筛查的主体医务人员应该怎样与学校老师和家长协作？以上这些内容正是这本书要展开的，当然更需要在广泛的实践中探讨。

早期筛查眼病及视力情况是一种积极保障眼健康的有效手段，树立眼健康的理念是为了真正落实到早期的眼病及视力异常的筛查上。眼睛不会说话，儿童更易于忽视视力防护，眼疾病早期没有症状，轻微症状又往往会被忽略，科学的筛查、定期的眼健康检查，对于儿童，特别是监护不足的儿童比如流动人口、留守儿童等群体是非常有益的。

儿童与青少年眼健康筛查，是科学有效的筛查及数据采集工作，是一项细致入微的基础工作。眼健康筛查不仅仅掌握一个地区或一所学校学生体质中重要的眼健康现状，且通过定期的筛查，有助于了解眼健康的问题以及变化趋势，有助于建立可持续的眼健康信息系统，为全社会维护眼及视觉健康的宏观策略提供科学依据，由此可进一步改善儿童和青少年的视觉。

在奥比斯的项目中，我们对于筛查的对象是一个也不能少，公平地对每一个学生，尽量不遗漏每所学校中的每位筛查对象。在其他科学调研中，则要对筛查对象有预测，选出的筛查群体要符合代表性的要求；在筛查时间安排上，通常也是在学校的最佳时间安排中进行选择。

由于眼科是非常专业的领域，筛查志愿者、医务人员等需接受规范的培训，掌握统一的方法和标准。无论是在奥比斯项目还是在其他的各类儿童和青少年的视觉与眼病筛查中，坚持公益性是非常重要的。此外，筛查团队的组建与管理，与相关学校及卫生老师的协作，与学校其他卫生工作的配合等，也需要科学设计。

眼健康筛查有效地保护了视力，提高了成长发育期的儿童和青少年的生活质量，形成了有病早治、无病早防的健康模

式。变被动看眼病为主动查眼病，把儿童眼病的滞后治疗提前
到"未病先筛先治"，在科学、定期、有效的眼健康筛查早期
发现儿童与青少年的视力问题和眼病征兆，及早防治，及早消
除眼病隐患。对于弱视等可治愈的疾病，有助于提供一个最合
适的时机。

　　获得奥比斯的支持和肯定，对我而言好像是深长的友谊与
奉献的结晶。我难忘 1996 年在青岛参加奥比斯飞机医院的志
愿者工作，飞机上紧张而忙碌的身影、青岛大学医学院附属医
院眼科仇宜解老师等辛勤的付出，都带给我长久的感动。

　　期望此书对于进一步的可持续的儿童和青少年视觉与眼健
康的筛查及近视防控工作有帮助，也希望对其他地区刚刚起步
筛查工作的医务工作者和非医务人员，包括老师等志愿者有帮
助。本书有太多不足，敬请各位读者谅解、批评和指正。

周行涛

2019 年 12 月于北京

目　录

第一章　浅谈学生眼健康权利与
近视防控策略

　　学生健康水平不仅是一个国家或地区当前公共卫生水平的体现，而且关系到未来该国家或地区公共卫生可能达到的水平。世界各国都把促进学生健康作为最重要的公共卫生问题之一。

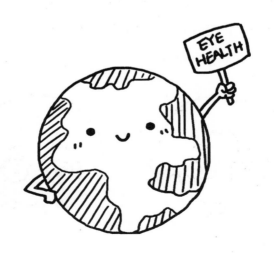

　　随着社会经济水平的发展，学生健康保健的特点已经发生变化，行为相关性疾病和问题快速增长，如视力健康、肥胖、心理行为问题等。其中，由于城市化进程加快、教育程度提高和工作模式转变，学生视力不良的发病率呈现不断增加的趋势，是学生眼健康保健面临的重要挑战之一。

一、我国中小学生视力健康状况

　　流行病学调查显示亚洲人群的视力低下率高于欧美人群，尤其是近年来东亚部分国家近视患病率增长很快，由此导致的视力低下问题日益严峻。我国青少年学生的视力低下率也呈逐步上升趋势（表 1-1）。根据 2005 年中国学生体质与健康调研报告数据：7～9 岁、10～12 岁、13～15 岁城市男生视力低下率分别为 28.4%、43.41% 与 63.16%；女生视力低下率分别为 34.22%、52.87% 与 73.00%。

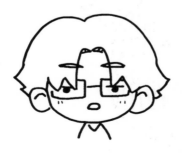
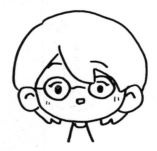

表 1-1　我国学生视力低下率

年份	地　区	小学视力低下率 / %	初中视力低下率 / %
1980	25 省、市	14	
1985	29 省、市	12	35
1988	14 省、市	12～18	
1995	全国	10	40
2000	全国	20	48
2004	24 省、市	20	51
2005	全国	27	53

二、近视是引起中小学生视力不良的主要原因

在世界上大部分国家和地区，近视眼是造成青少年视力低下的主要原因。早期由于流行病学调查的方法和对象不统一，因此很难获得真实的近视患病率，更无法在国家和地区之间作出比较。早期的资料以西欧、北美等发达国家为主，我国缺乏可靠的调查数据。近年在"视觉 2020"行动中，世界卫生组织和美国国家眼科研究所对世界各国组织了以人群为基础的抽样调查，应用统一的调查方法，受检率高，因此得出的结果较为可靠，可了解各国近视患病率的异同。根据已有文献或相关文件的报道结果，表 1-2 和表 1-3 分别列出了学生期（5～7岁）和青少年期（15～17 岁）的近视患病率情况。

表 1-2　部分国家和地区学生期（5～7 岁）近视患病率

国家和地区	调查年份	取样方法	年龄 / 岁	城乡	近视患病率 /%
中国顺义	1998	整体抽样	6	乡	1.0
中国厦门	1998	学生	6～7	城	9.1
中国广州	2003	整体抽样	7	城	6.8
中国香港	1998—2000	学生	7	城	28.9
中国台湾	2000	学生抽样	7	城、乡	20
日本	1984	学生	6	城	4.0
新加坡	1999	学生	7	城	27.8
马来西亚（华裔）	2003	整体抽样	7	乡	20.9
印度新德里	2000—2001	整体抽样	7	城	3.1
美国	1993	学生	7	城	4.0～5.0
加拿大	1998	整体抽样	6	城、乡	6.0
南非	2002	整体抽样	7	城、乡	0.6

表 1-3　部分国家和地区青少年期（15～20 岁）近视发病率

国家和地区	调查年份	取样方法	年龄 / 岁	城乡	近视患病率 /%
中国顺义	1998	整体抽样	15	乡	49.5
中国广州	2005	整体抽样	15	城	73.1
中国香港	1991	学生抽样	16～17	城	56～77
中国台湾	2000	学生抽样	15	城、乡	81
日本	1996	学生	15	城	59
新加坡	2002	学生	15	城	74.2
马来西亚（华裔）	2003	整体抽样	15	城	45.3
印度新德里	2000	整体抽样	15	城	10.8
美国	1971—1972	整体抽样	18～24	城、乡	37.3
南非	2002	整体抽样	15	城	9.0

　　我国是近视的高发地区。从全国范围来看，近十年来中小学生近视呈现检出率高、发病年龄提前的流行病学特点。我国学生近视患病率有以下特点：近视患病率受年龄和学龄的影响，随着年龄和学龄的上升而增高，学龄的影响比年龄更为重要。城市的近视患病率显著高于农村。

　　近视发病受遗传背景、年龄、种族、户外活动时间、近距工作时间、教育程度、职业等多因素影响。在东亚，近二十年来学生近视眼的高患病率被认为与环境因素的变化密切相关，包括教育周期的延长、近视活动量和强度增加、不良的读写习惯、缺少户外活动、照明的不足或不当以及电视和电脑的普及导致的视觉负担加重等。社会的变迁在近视眼的发生、发展中可能起到一定的作用，比如，城市环境导致开阔空间受限、室

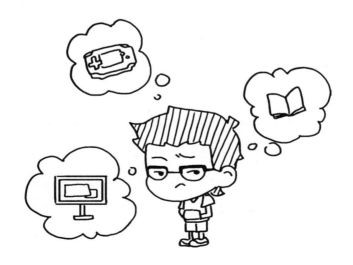

内活动增加，女性就业增加导致幼儿过早进入教育机构，教育发展使得公众对教育的重视程度增加等。在大城市，这些特点更加突出，一定程度上解释了大城市近视患病率相对较高的原因。

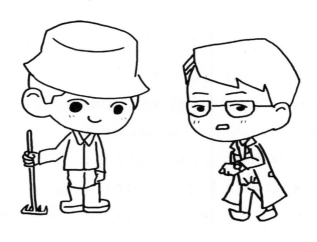

三、现有近视防治措施不足

1. 已知的近视预防方法尚缺乏确切可靠的评价。这些措施大多是根据流行病学调查或者动物实验的结果而得到的，没有前瞻性对照研究的证据支持，一方面是因为这些预防方法的可监控性较低，另一方面是存在多种环境因素影响的复杂性，因此给大样本长期的观察研究带来了困难。

2. 光学矫正手段的局限性。目前对青少年近视的矫正仍以镜片矫正为主。然而，由于经济条件或配镜条件限制以及自身认知不足等原因，相当多的近视患者并没有配戴眼镜，或是配戴的眼镜不合适。在"视觉2020"行动中，发现我国农村的5～15岁严重视力减退者中，仅29%戴镜；城市戴镜率较高，但也还有34%尚未戴镜。

再者，即使已配戴眼镜，但视觉质量仍低于正常，尤其是屈光度数较高、屈光参差以及配戴框架眼镜者，会存在如视物变小、变形，双眼影像不等和其他光学误差所造成的视觉质量不理想。此外，陈旧的验光配镜理念还在影响着很多眼镜行业从业人员，导致眼镜验配不当，造成戴镜后视力疲劳，甚至可能加速近视的进展。

3. 多种近视防治方法尚待找寻科学依据和临床证据。近视眼的药物治疗进展缓慢，目前经证实有效的仅有阿托品的长期滴眼治疗，但此药物的使用存在瞳孔散大、畏光、视物模糊、过敏性皮炎等不良反应，目前在国内未广泛使用。此外，市场上有多种自称能治疗近视眼的方法，包括光学的训练器械、特殊眼镜、针灸、推拿、磁疗、电疗等。其中一些是基于过度调节导致近视进展的假说。但是，近年的研究发现大多数近视患者的调节状态都呈现滞后或不灵活状态，而非调节超前。因此，不考虑患者调节功能，一味放松调节的近视防治手段或产品需要谨慎对待。

四、建立屈光发育档案是近视防控策略的基础

眼球在生长发育过程中，屈光状态不断变化，正常情况下从出生时的远视逐渐发育到轻度远视或正视状态。角膜屈光力、前房深度、晶状体厚度、眼轴长度以及屈光间质的屈光指数等参数共同决定了眼的屈光状态。只有当这些屈光参数之间处于相互匹配的关系，才能达到正视状态。屈光参数并不是恒定不变的，而是在遗传或者环境因素影响下发生变化。

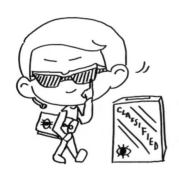

建立屈光发育档案就是有计划地系统地检测、记录儿童和青少年的屈光发育过程和接受屈光检查服务的情况。主要对象是 3～12 岁的儿童和青少年。记录的内容包括裸眼视力、最佳矫正视力、屈光度、角膜曲率、前房深度、眼轴长度等参数，以及身高、体重等生理指标。

（一）建立屈光发育档案的意义

建立屈光发育档案的意义包括但不限于以下：

1. 儿童屈光发育档案作为居民健康档案的一部分，是实施公共卫生服务全面覆盖的重要举措。与其他全身疾病相比，屈光发育档案建立所需的成本和投入相对较少，在现阶段的可

行性更大，可作为其他疾病电子档案的参考。原因在于：①建立儿童屈光发育档案的方法和步骤并不复杂，检查手段较易统一和标准化。②家长对儿童视力重视度较高，因此具备社会基础。儿童屈光检查的周期一般为每年两次，可以在寒暑假中进行，容易被家长和学生接受。③我国已经进行了多年的近视防控工作，各级政府、教育机构和卫生系统对儿童近视防治工作十分重视，而且已经进行了大量的工作，因此屈光发育档案的建立已经具备一定的基础。

2. 定期测量儿童的屈光参数，建立个体化的档案，并且结合遗传背景、生活环境、生活习惯等因素分析其屈光参数变化的规律，预测屈光状态的变化，可做到对近视早发现早干预。就目前现状来说，大多数家长也许会记录儿童发育过程中的身高、体重情况，但基本不了解儿童发育过程中的屈光状态，一般都是在儿童出现视力下降后，才到专门的医院检查，此时可能已经错过了预防近视的最佳时机。如果能建立起儿童屈光发育档案，家长就可以充分了解儿童屈光发育状态，及时发现屈光异常，学校老师也可以协助进行相关健康教育，医师也能根据屈光发育的情况进行个体化的近视防治指导，确定有效防治时点，及时提供预防措施指导和屈光矫正服务。因此，儿童屈光发育档案是科学防治近视的基础。

3. 建立儿童屈光发育档案是积累近视发病相关流行病学

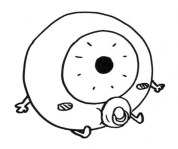

资料的重要措施。通过这项基础性工作，可以获得大范围人群的屈光资料，这些资料对屈光不正的防治和研究都具有十分重要的作用。①能获得各地不同年龄段儿童和青少年的正常视力和屈光度的资料，有助于确定屈光不正和弱视的诊断标准。②为各年龄段儿童的近视防治作出科学的准确判断。③能了解近视的发生与身体发育参数间的关系，以便对不同人群采取不同的近视防治策略。

4. 儿童屈光发育档案可用于研究分析近视防治方法的有效性和不良影响。目前众多近视预防和治疗手段尚缺乏科学可靠的临床证据，这与难以获得长期大样本的系统的资料有一定关系。如果能建立儿童屈光发育档案，并将临床研究与之结合，则可能获得十分有价值的临床效果评价结果，对于近视的防治具有重大意义。

（二）建立屈光发育档案的具体方案

1. 建立儿童屈光发育档案公共网络平台

从 3 岁开始每半年检查并记录一次屈光发育状态，包括：①视力：裸眼视力和最佳矫正视力；②屈光度；③屈光参数：角膜曲率、前房深度、眼轴长度等；④生理指标：身高和体重。

可采取专业医疗机构组织人员入园入校检查结合医院复查

的模式，具有集中、高效和便利的优势。围绕屈光发育档案建立公共网络平台，被认可的医疗机构的医生、公共卫生部门相关人员、各中小学校的相关责任人以及学生和家长拥有访问网站的权限。不同身份的人具有不同权限和职责，可更改或访问相应内容，以保证数据库的安全和隐私。

对于眼科医生而言，他们除了有责任将屈光检查结果完整无误地输入数据库以外，也可在此平台上进行近视防治知识的普及和交流，如条件许可，将来可能成为远程医疗的载体，在网络上进行疾病咨询或诊治；对于公共卫生部门相关人员，在屈光发育档案网络平台上可进行任务监督、财务监管、成果共享、项目进展汇报、远程会议等，并有义务将部分资料公示或共享，使公众得以监督；对于教育机构而言，这个平台不仅是获取近视防治知识的途径，也是评估学校相关近视防治措施有效性的重要依据；对于学生和家长而言，电子化平台提供了儿童从 3 岁开始到青少年的屈光发育情况，是居民健康档案中的重要部分。

2. 建立屈光发育档案的有效管理体系

在政府专项小组的领导下，教育部门、医疗机构及公共卫生机构各司其职，共同建立健全屈光发育档案，构建基于屈光发育档案的电子化平台。

专业医疗机构的眼科医生是屈光检查服务的提供者，主要职责为实施眼部和屈光检查，将检查结果输入儿童屈光发育数据库，给予评估和建议。公共卫生部门根据医院眼科屈光服务的水平和资质，确定具有为屈光发育数据库提供数据资质的医院名单，给予他们访问网络平台的权限，并在网络上公示，使家长及学生获知哪些医院可提供被认可的屈光检查服务。

幼儿教育机构和中小学校的教师负责进行屈光发育档案制度的宣传和引导，并督促家长定期带儿童到专业医疗机构进行屈光和眼科检查。同时，学校相关负责人定期进行总结，与公共卫生部门共同分析近视防治的效果。

公共卫生部门则负责对屈光发育档案制度的监管，定期监测屈光检查情况，及时与社区卫生服务中心及教育机构沟通联系，督促学生定期随访检查。分析研究数据库资料，评估近视防治效果，及时发现近视高发学区或学校、高发年龄及年级，并与教育机构密切联系，进行调查和监管。

最后，政府的专项小组定期对各部门的工作进行总结和监察，及时发现问题，总结经验，进行改善。

3. 提高学生和家长在近视防治中的自我管理能力

通过建立屈光发育数据库，使家长和学生也积极参与到近视防治中。在一般情况下，由于医学知识的专业性，普遍存在着医生和患者信息不对称的情况，患者对专业术语不理解，对自身疾病的认识往往依赖于向医生咨询。屈光发育档案电子化平台将使这种状况有所改观。通过网络、社区及学校的相关健康教育，家长对儿童屈光发育的知识将逐步增加，更重要的是家长可以了解每次检查的结果，观察变化趋势，并且通过近视预测模型，可进行简单的预测，从而使家长和学生真正参与到近视防治中，发挥他们的主观能动性，提高自我管理能力和自我效能。

青少年近视防治是一项系统工程，需要社会各部门的共同努力，全面贯彻国家卫生方针。以预防为主，动员全社会参与，依靠科技与教育，为人民的视力健康服务。切实加强近视眼的早期预防，在学生视力监测的基础上，加强屈光监测，将学生屈光状况作为常规监测项目，根据人的屈光发育规律与屈光阈值研究成果，对于有明显近视趋势的隐性近视患者，尽早采取有力的干预措施，将预防为主的卫生方针落到实处。

参考文献

［1］胡诞宁，褚仁远，吕帆，等. 近视眼学［M］. 北京：人民卫生出版社，2009，63.

［2］胡诞宁，褚仁远，吕帆，等. 近视眼学［M］. 北京：人民卫生出版社，2009，58—60.

［3］褚仁远，瞿小妹. 建立儿童屈光发育档案是预防近视的基本步骤［J］. 中华眼科杂志，2009，45（7）：577—579.

第二章　眼健康筛查工作的保障措施

　　为贯彻落实《中共中央国务院关于加强青少年体育增强青少年体质的意见》，推动基本公共卫生服务项目全面、规范实施，不断提高基本公共卫生服务均等化水平，针对当前学生视力日趋下降的状况，切实加强学生视力保护工作，规范进入学校开展儿童和青少年的视觉筛查工作，为保障筛查工作顺利进行，对儿童和青少年的视觉筛查工作应有预案并在必要时讨论审核。

　　儿童和青少年的视觉筛查工作应严格遵守国家有关法律、法规和政策要求，且应符合本省（市、区）卫生计生等有关管理部门制定的相关政策要求。比如：结合政府实施的关联项目和自身实际情况，与各具体职能部门保持紧密联系、流畅沟通，成立结构清晰、分工明确的专项工作小组，制定详细筛查计划和相应规章制度，强化筛查工作深入有效开展。

　　儿童和青少年的视觉筛查工作应做好强有力的保障措施：

1. 加强组织领导：各级卫生部门、教育部门和学校应高度重视儿童和青少年的视觉筛查，加强合作，共同组织实施。

2. 保障工作经费：专项工作小组切实保障筛查工作所需经费，制定合理经费预算，专款专用。

3. 规范筛查工作：专项工作小组要加强对筛查过程的管理和指导，健全管理制度和工作流程，提高项目管理和考核能力。培训基本公共卫生人员，充分听取筛查人员、学校卫生老师等一线工作人员的意见，不断完善和改进筛查工作。

4. 落实监督管理：加强对筛查工作的监督，建立筛查质量负责制，组织专人对筛查学校进行抽查，监督筛查的质量和效率。

工作小组应按照《中小学学生近视眼防控工作方案》《中小学学生近视眼防控工作岗位职责》和《中小学学生预防近视眼基本知识与要求》等的要求，认真开展筛查前培训，使工作人员明确职责和任务，熟悉工作要求，统一检查标准，对视觉异常者能提供进一步诊治方案，能及时发现眼部疾病。眼科专业人员负责近视相关调查问卷的设计和分析，研究近视危险因素水平个性化评估工具。做好家长与社会宣传工作，向家长宣传保护视力的重要性和方法，使家长能为学生创造良好的学习条件，督促学生合理安排时间，注意用眼卫生。

筛查之前首先需与教育部门、学校沟通协商，对学校视力筛查工作达成共识，安排好筛查时间、场所，建立相关联系人名单，及时反馈最新信息，做好组织工作。提前将相关检查仪器放置在筛查地点，仪器需要安排专人管理，事先检测合格，保证性能优良稳定，不同时间不同学校筛查及复查所用仪器设备标准统一，确保检查结果的重复性，保障工作顺利进行。

筛查过程中要确保儿童和青少年的安全，同时保证流程简单、易于操作，做好质量控制，保证学生的视力受检率，并在筛查现场做好学生排队，维持秩序等组织工作，可结合学校卫生工作其他项目同时进行，尽量不影响学生的正常学习。建立应急预案，成立医疗服务小组，及时处理突发状况。

筛查结束后要总结分析，对流程中发现的问题及时与学校相关人员沟通，深入分析问题产生的原因，采取有效措施，防止类似问题再度出现，以保障后期筛查中能够更加流畅、高效，提高卫生服务效益比。安排专人负责数据库的建立、数据录入以及统计分析并出具研究报告。及时组织专人对筛查材料的完整性、准确性、可信性进行整体复核，校正或清理错误的数据，补全不完整的材料。工作人员应及时将筛查结果反馈给学校，对在筛查中发现视力异常者，由学校通知学生到定点医院复诊。定点医院应安排专人，指定时间接诊，设置专用场地，与日常医疗工作区域分开，独立开展复诊工作。特别是周末，学生往往由家长陪同集中而来，而且由于散瞳需要较长时间等待，常出现拥挤现象，一定要安排充足的专业人员及辅助工作人员，明确各人职责，维持好秩序，有条不紊地开展工作。

第三章 屈光筛查的目的和科学设计

　　细节决定成败，态度决定一切。广义的屈光筛查设计内容非常丰富，在开展屈光筛查前应对筛查活动每个细节都进行设计，包括活动规划、协调、工作团队建设、经费设计、筛查时段设计、筛查内容、检查设施筹备等。本章的科学设计是指流行病学意义上的设计。

　　屈光筛查属于现况调查，运用普查或抽样调查等方法去收集在特定时间、特定人群中屈光状态有关的变量，以描述目前特定人群（学校和托幼机构）屈光状态及其相关因素。现况调查又称为横断面研究，即在一个时间节点（横断面）完成。需要指出屈光筛查并非只对现象做出静态分析，它可以对多个断面的现况调查做动态分析，从而发现近视的变化规律和相关危险因素，为制定近视干预提供依据。

一、屈光筛查的目的

近视引起的黄斑变性是上海市静安区视力残疾的首位原因。近视已成为我国城市学校三大公共卫生问题［近视、龋病（龋齿）和肥胖］之一。通过屈光筛查，建立屈光档案的目的在于：

1. 获得学龄儿童和学龄前儿童屈光发育参数的生理范围。

2. 提出病因假设。通过对学生屈光状态分布以及各种危险因素分析，提出近视进展的危险因素，为进一步近视防治提供方法依据。

3. 确定高危人群和重点干预对象。通过屈光筛查、屈光档案的建设可以将儿童分为三类，第一类是肯定不会近视（遗传因素决定），第二类是可能会近视（环境和遗传共同决定），第三类是肯定会近视（遗传因素决定）。近视干预的重点对象应该是第二类人群。

4. 科普宣传。通过筛查活动，将近视防治重要意义和方法传达给广大家长和师生。让学校、家庭、社会和医疗机构共同努力，达到控制近视的目的。

5. 为未来制定相关的学校公共卫生政策提供依据。

6. 评估近视干预的效果。通过连续多年的屈光筛查、建立屈光档案。可以分析群体和个体的近视干预效果。

二、普查和抽样调查

屈光筛查的方法根据人力、物力和财力可以选择普查和抽样调查两种方法结合进行。比如在静安区托幼机构我们采取的是普查。而对中小学采用的是分层（年级）抽查。

1. 普查

普查是指在特定时间、特定范围对人群中每一位成员进行调查和检查的方法。普查需要的条件：①有足够的人力、物力和财力；②调查目的明确、项目简单、方法可行；③有高度统一指挥的组织体系；④较高的患病率和暴露率；⑤遵循伦理学原则。

如我们做了一个受奥比斯基金支持的项目，开展屈光筛查。有了基金支持，在物力和财力上得到了保障。随着屈光筛查项目领导小组、工作小组和专家小组成立，使屈光筛查组织上得到保障。而且近视是普遍现象，因此，对学龄儿童进行屈光普查是可行的。

普查的优点是：①调查范围全面，准确性高；②获得的数据不存在抽样误差。但是普查也存在缺点：①工作量大，耗费大，组织指挥工作复杂，调查的精确度下降，调查质量不容易控制；②调查项目不宜过多，内容不能做得很细；③易出现重复和遗漏现象。为了克服普查精确度较差的问题，应该要求可疑学生到医院复查。

2. 抽样调查

受制于人员和经费的限制，屈光筛查也采用抽样调查。抽样调查是指在特定时间和范围内，在某人群总体中，按照一定的方法抽取一部分对象作为样本进行调查分析，并用其结果来推论该人群状况的一种调查方法。

抽样调查应遵循的原则：①随机化原则，同类样本个体间有同样机会被抽取；②伦理学原则，应对人体无害、无损伤；③样本量要足够。根据调查的目的，选择合理的抽样方法：通常在现实中是多种抽样方法的结合。

抽样调查的优点在于：①节省人力、物力和财力；②调查精度高；③检查项目可以相对增加。

3. 抽样对象

屈光筛查的抽样对象最小单位是一个班级，也可以是一个区、一个街道或一个学校。

4. 抽样方法

抽样的方法包括单纯随机抽样、系统抽样、分层抽样、整群抽样和多级抽样。

（1）单纯随机抽样：是指按随机化的原则，从总体中随机抽取若干个单位作为样本进行调查。这种方法使得总体中每一个个体或单元有均等机会被抽到，是最基本的抽样方法，是其他抽样方法的基础。由于每个区、学校、班级之间存在较大差异，在屈光筛查中一般不采用单纯的随机抽样。

（2）系统抽样：又称等距抽样或机械抽样，指把总体中的全部单位或者对象按某一标志排列编号，随机选择其中第一个号码后，按固定循序和间隔抽取个体组成样本。在现实屈光筛查中也不采用系统抽样。

（3）分层抽样：指按某种特征或者特性，将总体内部分为不同的层，然后在各层内进行抽样调查，这是屈光筛查最常用的抽样方法。

屈光筛查中往往采用多级抽样，即各种方法组合多次进行。比如上海市中心城区和郊区分别进行抽样，保证有若干个中心城区和若干个郊区入选、重点学校和非重点学校分别抽样保证两类学校都能入选、不同年级分别抽样保证每个年级都有班级入选。这种抽样方法其目的尽量使得样本的数据能反映总体状况。

5. 抽样调查样本确定

确定抽样调查样本大小应根据：①总体和个体差异程度，差距越大，所需样本量越大；②精确度和可信度，精确度越高，样本量越大；③患病率，患病率越低，所需样本越大；④把握度，把握度越大样本含量越大。目前抽样调查样本量可以通过公式、查表和软件计算获得。

三、资料整理和分析

1. 资料整理

屈光筛查工作结束后在现场对原始资料逐项进行检查和核对，以提高原始资料的准确性、完整性，同时应填补缺漏，删除重复，以免影响筛查质量。在此基础上应用统计软件建立数据库以便保管和使用。在录入数据时，应经常核对，以免发生错误。

2. 资料分析

屈光筛查资料整理后还应进行各种分析，如描述性分析、单因素分析和多因素分析。描述性分析主要指近视程度分布、近视发病率等；单因素分析和多因素分析是为了得出近视危险因素。

四、质量控制

屈光筛查过程中应重视质量控制，特别是减少偏倚的产生。偏倚是指因已知或未知的因素导致研究结果与真实情况不符合。常见偏倚有选择性偏倚和信息偏倚。由于屈光筛查是个连续性的屈光记录（屈光档案建设）。对屈光档案而言更重视信息偏倚控制。信息偏倚指在资料收集过程中，所收集的信息

与真实情况不符。此类偏倚可由检查者、被检查者或检查设备
三方面造成。信息偏倚控制应针对不同的偏倚来源进行控制，
如对工作人员进行培训、统一调查标准；对被调查对象应耐心
仔细地询问和引导，促进配合检查；对检查设备应进行定期矫
正和维护。

五、屈光筛查基本步骤

屈光筛查可分为五步，即明确筛查目的和类型；确定研
究对象（检查区域、学校和班级）、样本量和抽样方法；确定
筛查内容和资料收集方法；整理资料和数据分析；得出筛查
结论。

第四章　眼健康筛查方案的建立

　　眼健康是我国儿童和青少年常见问题。发生在儿童早期的一些先天性眼病、屈光不正、斜视、弱视等问题若不在早期被发现，往往会影响到儿童的视觉发育，表现出视力低常；而对于学龄期儿童及青少年，近视已经成为影响儿童青少年健康的主要问题之一。针对我国儿童和青少年视力发育不同阶段所呈现的不同流行病学特征，采用不同的筛查手段，可以有效保障筛查工作的科学进行，为建立和健全儿童及青少年视力保健三级网络提供有力的数据支持。

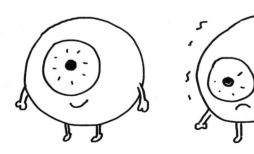

一、筛查对象常用分组

根据筛查对象的年龄进行分组，以拟定不同的筛查手段和防控干预措施。

1. ＜3 岁婴幼儿
2. 3～6 岁学龄前儿童
3. 7～14 岁儿童
4. 15～18 岁青少年

二、组织实施

在行政部门的宏观指导下，由各地区的卫生保健部门、教育部门、疾控部门等协作开展筛查工作。

三、筛查前培训

对参与筛查的卫生保健人员、学校卫生老师以及家长进行培训。可通过讲座、印刷品、科普书籍等方式定期开展。主要培训内容包括：筛查检查方法、筛查流程、卫生安全、复检要求、随访观察等内容。

四、制定不同的筛查方案

3 岁以内儿童主要进行屈光和眼位异常的筛查；3～6 岁儿童主要进行儿童视力、屈光和眼位异常的筛查；7 岁以上儿童及青少年主要进行视力、屈光检查及近视防控指导。

1. 视觉行为检测

主要适用于 3 岁以内婴幼儿。0～3 月采用视动性眼震检查法；3 个月～1.5 岁可采用选择性观看法；1.5～3 岁可使用点状视力检查仪检查。

新生儿对光已有反应，在强光刺激下会闭上眼睛；2～3 个月有了固视物体的能力，目光能随物体的移动而移动；4～6 个月出现手—眼协调运动，主动伸手抓物；7～9 个月会察言观色，注视拿住的玩具，寻找掉在地上的玩具；1 岁左右注视细小的物体，能用手指端准确拿起细小的物体，对图画感兴趣。如果视觉发育行为滞后，应考虑有视力的问题。

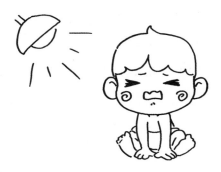

有潜在视力问题的儿童在外观上会表现出一些症状和特征，如出现斜视、内斜或外斜；有时或当疲劳时眼球震颤、眼睑下垂、频繁眨眼或过度揉眼睛；视物时喜欢皱眉、眯眼、头歪向一边；阅读或书写时头靠近书本或桌子，看电视总是往前凑，强光时闭上或遮盖一眼，容易踉跄、摔倒等。

2. 视力检查

适用于 3 岁以上儿童及青少年。3 岁以上用儿童视力表或国际标准视力表 / 标准对数视力表。发现双眼视力差异达 2 行及 2 行以上或单眼低于正常标准应及时转诊。3 岁儿童视力参考值下限为 0.5，4～5 岁为 0.6，6～7 岁为 0.7，7 岁以上为 0.8。

3. 仪器筛查检查

用于儿童视力筛查的仪器主要有两类。一类是以屈光状态筛查为主的各种类型的自动验光仪，通过测定儿童屈光度间接判断视力发育状况。另一类是摄影筛查技术，利用角膜上出现的视网膜反光在照片上产生的新月影，对斜视、屈光参差、屈光介质混浊、远视、近视和散光做出判断。

（1）近视绝对值 ≥ 0.5D 及混合散光均定为屈光异常。

（2）远视性屈光异常标准：2 岁儿童球镜 ≥ +2.75D；3～4 岁儿童球镜 ≥ +2.50D；5～6 岁儿童球镜 ≥ +2.25D；7 岁及以上儿童球镜 ≥ +2.00D 者为屈光异常。

仪器筛查的检查方法简便、快速、安全、有效，特别适合不能配合查视力的低龄儿童的筛查。但也因为仪器的局限性，加上成本、精确度和主观上的一些问题只能作为筛查方法的一种手段，需要和其他一些检查方法结合来正确评估儿童的视力状况。

4. 其他检查

由于儿童视力的发育受到诸多早期眼病因素的影响，所以儿童视力筛查不仅仅是对儿童视力的检查，也应涉及对儿童早期眼病的筛查，这样才能比较全面地对儿童早期眼睛的发育及功能发育进行筛查和了解。因此，除了上述的一些检查方法外，还应检查眼位和瞳孔区的红光反射。

眼位检查的方法可采用角膜映光法和遮盖试验，在儿童眼前 33 cm 处用聚光手电筒吸引儿童注视，观察角膜映光点的位置，再分别遮盖左右眼观察眼球有无出现摆动来判断有无斜视存在。

红光反射的检查是用来筛查眼后段的异常和视轴上的混浊，例如白内障、角膜混浊。用检眼镜在被观测者眼前 30～45 cm 处观测受测眼的瞳孔，正常的双眼的红光反射应该是对称的橘红色反射。如红光反射中出现黑斑，一只眼出现暗红色反射，单眼无红光反射或者出现白色反射都是转诊的指征。

五、筛查机构基本条件配备

1. 要设立专门的儿童视力筛查室，使用面积不低于 12 平方米，环境安静。

2. 开展视力筛查的机构至少配备 2 名经培训合格的儿童保健医师。

3. 开展儿童视力筛查的机构须配备以下筛查设备：

（1）视力筛查仪（屈光筛查设备）：主要用于儿童屈光异常的筛查。

（2）儿童图形视力表灯：主要用于 3 岁以内儿童视力异常的筛查。

（3）标准对数视力表灯：主要用于 3 岁以上儿童视力异常的筛查。

（4）眼位检查设备：遮眼板、聚光手电筒或其他眼位检查设备。

六、筛查要求

1. 筛查方式

在儿童保健门诊进行筛查，或采用携带筛查仪器到儿童相对集中的医疗机构、托幼机构、学校或社区服务站进行儿童和青少年的视力筛查。

2. 筛查时间

儿童在 3 岁以前筛查 1 次，3～6 岁每年筛查 1 次，6 岁以上每年抽检。

对筛查未通过或可疑的患儿，年龄在 3 岁以内者在 6 个月内进行复筛，年龄在 3～6 岁者在 3 个月内进行复筛，6 岁以上者建议到医院做进一步屈光检查和治疗。

七、筛查流程

1. 知情同意。筛查前向儿童家长告之儿童视力筛查的重要性和局限性，征得儿童家长的同意。

2. 筛查操作。具体筛查操作方法按每种仪器的使用方法和要求进行。

3. 结果登记。对每位接受筛查儿童的双眼筛查结果做好登记，签署筛查人员姓名，并将筛查情况在儿童屈光档案登记本上作简要记录。

4. 结果告知。可根据本地实际情况，确定告知监护人筛查结果的方式，同时对筛查结果异常儿童提出医学指导意见。

八、追踪随访

1. 对筛查未通过或可疑的儿童，以电话或书面等方式通知其监护人，在规定的时间内到筛查机构进行复筛。

2. 对复筛仍未通过或可疑的患儿，告知监护人到指定的医疗保健机构（二级以上设眼科的综合医院或眼科专科医院）进行确诊和治疗，并作记录。

3. 各筛查机构要建立转诊制度，并与具备确诊和治疗条件的医疗保健机构（二级以上设眼科的综合医院或眼科专科医院）建立相对固定的转诊协作关系。

4. 确诊机构（同上）须及时将患儿确诊与治疗情况反馈给筛查机构，由筛查机构完成追访工作。

参考文献

［1］中华人民共和国卫生部.儿童弱视防治技术服务规范［S］.1996.

［2］DOSHI N R，RODRIGUEZ M L. Amblyopia［J］. American Family Physician，2007，75（3）：361—367.

［3］Canadian Pediatric Society. Vision screening in infants, children and youth［J］. Pediatric Child Health，2009，14（4）：246—248.

［4］童梅玲. 儿童早期视力筛查的意义及方法［J］. 中国儿童保健杂志，2012，20（6）：482—484.

［5］Prevent Blindness America. Preschool vision screening for healthcare professionals［M］. 2005.

［6］Prevent Blindness America. Recommended vision screening guidelines［M］. 2004.

［7］侯赛，张秀军，徐叶清，等. 学龄前儿童视力发育与日常生活状况关联研究［J］. 中华疾病控制杂志，2013，17（3）：222—225.

［8］何鲜桂，朱剑锋，陆丽娜，等. 两种视力表在学龄前儿童视力筛查中的对比分析［J］. 中国儿童保健杂志，2010，18（12）：951—953.

［9］赵广英，魏煌忠. 学龄前期儿童视力筛查结果与影响因素的探讨［J］. 中国儿童保健杂志，2013，21（5）：545—547.

［10］蒋式飞，周美珍. 奉化市6 091例学龄前儿童视力筛查结果分析［J］. 中国妇幼保健，2010，25（18）：2502—2503.

［11］吴良成，胡湘英，翁成海，等. 国产手持式视力筛查仪在学龄前儿童弱视筛查中的效果［J］. 中华眼科医学杂志（电子版），2014，4（2）：26—29.

［12］张兰. 8 767例学龄前儿童视力筛查结果分析［J］. 中国妇幼卫生杂志，2015，6（1）：34—35.

[13] 施卫东, 孙冬芹. 大丰市城区 5 345 例 3～6 岁儿童视力筛查结果分析 [J]. 中国儿童保健杂志, 2011, 19（8）: 756—757.

[14] 李玲, 张志辉, 曲荣, 等. 合肥市区 4～6 岁学龄前儿童视力不良状况分析 [J]. 中国学校卫生, 2013, 34（7）: 883—884.

[15] 张海林, 严柳青, 黄惠萍, 等. 三位一体眼保健模式对学龄前儿童视力健康水平的影响 [J]. 中国学校卫生, 2011, 32（6）: 689—690.

[16] 赖鹏程, 沈朝霞. 10 727 例儿童视力筛查结果分析 [J]. 中国初级卫生保健, 2012, 26（11）: 71—72.

[17] 白英龙, 周志强, 李春涛, 等. 沈阳市学龄前儿童视力及屈光异常现况 [J]. 中国学校卫生, 2013, 34（8）: 1012—1013.

[18] 黄俊, 李云, 张莺, 等. 高危因素对幼儿屈光度影响的研究 [J]. 中国儿童保健杂志, 2014, 22（2）: 213—215.

[19] 林健, 王艳娟. 两种方法对儿童视力筛查结果分析比较 [J]. 现代预防医学, 2012, 39（16）: 4126—4127.

[20] 袁疆红, 李海东. 13 289 例学龄前儿童视力筛查结果分析 [J]. 江苏卫生保健, 2012, 14（5）: 40—41.

[21] 仇红楠. 南通市通州区 7 岁以下儿童视力筛查结果分析 [J]. 中国妇幼卫生杂志, 2015, 6（2）: 72—79.

第五章 筛查人员的培训与准备

儿童视觉筛查之前需要有详细的实施方案，要考虑到教育部门的特殊性，充分进行方案前的沟通和商榷，得到从教育主管部门到学校全方位的理解与支持后才能开展工作。筛查开始之前，对筛查人员要进行严格的培训，包括：职责培训、纪律培训、专业操作技术培训、后期数据输入要求、工作人员考核办法，确保筛查组工作人员态度认真、纪律严明、有大局观念和团队合作精神。

筛查前的准备工作，是筛查顺利开展的一个重要环节，包括与教育主管部门领导层面的沟通会议、与学校卫生老师的工作会议、项目实施方案和细则的制定、与学校沟通共商入校筛查的细节、筛查队伍的组建、筛查所需硬件设备的准备（根据筛查内容而有所不同）以及睫状肌麻痹剂药品、卫生耗材、文具耗材、调查问卷、告家长书、数据记录单、筛查日程表、考勤表、电脑与统计软件等。

一、制定筛查项目实施方案

建立领导小组和工作小组，确保工作中职责到位，明确岗位负责制，使得工作中遇有突发事件能及时解决。

1. 领导小组：由卫生主管部门负责人、项目承接单位或部门负责人、任务实施部门负责人组成。项目筛查前，召开协调工作会议，对筛查方案进行讨论，由教育部门对此提出意见，使方案更实际更合理，便于学校方面的协作，保证筛查的顺利开展。由学校提供学生个人信息基础数据库，用于筛查后输入数据之用。

2. 筛查小组：由项目实施部门工作人员（眼防专业医护人员）组成，其中，必须包括一名眼科主治医师。根据筛查内容所含有的项目数量决定需要的筛查工作人员数量，定岗定编，各负其责，保证筛查数据的质量和安全。

3. 具体实施计划：编排学校筛查顺序表，根据教育主管部门教学时间计划来安排，避开学校休息日和春游、秋游等外出活动日，同时，为减少对教学工作的干扰，筛查工作宜尽量与学校的年度体检工作一起开展。制定每所学校筛查时间长度，依在校学生人数而定。常规情况下，每天300人的筛查任务就到了饱和工作量。筛查计划表必须由教育部门认可，一式四份——卫生主管部门、教育主管部门、筛查学校和筛查队伍各备一份，并提前将此计划表发往各个要筛查的学校，或者，由教育主管部门通过教育系统网上平台发布，各个学校卫生老师均可在网上看到，如有调整需求者，可以提前告知筛查小组，由卫生老师自行和相关学校交换筛查顺序。在筛查日期之前发放问卷，筛查后收回，及时输入筛查数据。

4. 学校卫生老师：负责协助筛查人员安排现场工作和提供学生信息资料数据电子版。

二、筛查人员培训

1. 职责培训：制定筛查人员岗位职责，实行专人专岗，每项检查均有两人熟练掌握。

领队要责任心强、懂专业、有一定的专业技能，职责如下：①负责筛查中与校方的及时联系沟通；②负责日常带领队伍按计划完成筛查任务；③负责工作现场的秩序和纪律；④负责现场检查的操作质量标准，保证数据的准确；⑤负责一项专项检查项目。

副领队要责任心强、服从领队、有团队精神、有一定的专业技能，负责现场考勤并及时如实记录当天发生的不良事情，并负责一项专项检查项目。

其他每位队员均要掌握两项检查项目，负责一项指定的检查项目。目的是，减少因不同人员操作而造成的误差，同时，以防人员变动而造成筛查工作的受阻。

眼科主治医师负责解决现场出现的筛查中的不良反应，负责眼位检查和必要时的眼底检查。

2. 纪律培训：①准时到岗，每位筛查人员必须现场签到，并亲自注明签到时间；②仪表整洁、举止大方、表情随和，遵守学校规章制度，尊重工作人员，工作中遇到问题要及时、主动沟通，协助解决；③对学生要充满爱心和耐心，不准呵斥学生、不准动作粗暴；④工作中，不准玩手机、不准吃食物；⑤不准和校方任何人发生冲突；⑥工作中，不准发牢骚，有意见可以私下反映给领队，违者由考勤负责人如实记录在考勤册上，并注明日期和时间，以备考评之用；⑦爱护仪器设备和校方设施。

3. 专业操作技术培训：①每项技术均由2人或2人以上同时熟练掌握操作；②每项技术均有设备工程师和技术员亲自培训标准而严格的操作方法；③仪器操作人员必须掌握仪器的模拟眼校准方法，每天进行仪器测试，负责按时提醒设备的维护保养；④数据采集必须是仪器显示的准确的数字，显示误差大的数据必须删除。

4. 数据输入要求：①筛查间歇日，将筛查数据及时输入电脑；②数据的输入，严格按要求进行诸项输入，不得遗漏或填错项。

5. 考核办法：①卫生老师制定现场筛查人员名单和编号，将考核诸项内容做成多选项，印制在每位工作人员名下，做成单页，由所查学校卫生老师以打钩方式进行评价反馈，进校就交给卫生老师。当天工作结束时，由卫生老师交给领队。②考勤表记录单。③根据考核结果进行相关的考评奖励。

三、视力筛查准备工作

1. 组建和培训筛查队伍：由具备团队精神和合作意识的专业人员组成，经过严格培训和操作水平测试合格后方可成为筛查队员。

2. 宣传筛查的意义：对老师、家长进行儿童视力发育特点和眼病预防知识的宣传和普及培训，使其了解此项筛查的重要性和意义，使筛查工作得到应有的支持和配合。

3. 仪器设备：标准对数灯箱视力表、反光镜、电脑验光仪、眼压计、眼轴测量仪、仪器清洁器、插片用的镜片箱、查视力用的遮眼板、色觉图谱、立体视检查图谱、多孔插座拖线板、卷尺、大型储物箱、大布单、长绳索。

4. 文具与耗材：睫状肌麻痹剂滴眼液（如环戊酮）、医用棉球、75% 乙醇（酒精）、橡皮膏、各种仪器的打印用纸、水笔。

5. 数据相关用材：学生调查问卷、告家长书、现场数据记录单、筛查日程表、考勤表。

6. 健康宣教材料：儿童视力保护知识手册，随筛查工作无偿发放。

第六章 筛查的标配设备与拓展设备

　　在针对儿童和青少年的入校眼健康筛查工作中，筛查学校从幼儿园、小学直至中学，被筛查者年龄有着较大差别，同时，学校所在地区的经济条件不同，因此入校筛查的客观条件往往差别巨大。携带哪些个性化的筛查用设备入校才能适应各种不同学校？针对不同年龄层次的受检者，如何操作才最大限度地提高儿童和青少年眼病的检出率，同时又兼顾简单高效的筛查原则呢？我们将从眼科常规设备、视光学专用设备及后勤保障设备等方面阐述儿童和青少年入校眼科筛查所需的常规标配设备和拓展检查设备。

一、眼科常规设备

1. 视力表

　　视力是眼科筛查中非常重要的参数，在筛查中我们通常会选择自带照明灯管的 2.5 m 标准对数视力表灯箱，以规避筛查场所照明条件明暗不一的风险。视力表通常采用 E 字表，考虑筛查人群中可能有较多的幼儿，可以选择双面可旋转的同时带有 E 字表和以花朵、动物等实物为视标的儿童视力表灯箱。而选择 2.5 m 测试距离可以更好地适应一些筛查学校场地狭小、空间不足的情况。随视力表同时携带入校用于视力检查的辅助装备还包括一根事先测量好的 2.5 m 绳子用于测量视力表放置距离；一卷有色粘胶带，粘贴于距视力表 2.5 m 处地面以标记测试距离；一根视标指示棒用于指点视标；一张塑封放大的 E 字模板，用于视力测试前教授一些不会查视力的被筛查对象如何指认 E 字表；以及适量可重复消毒或一次性的遮眼板，用于遮盖非测试眼。

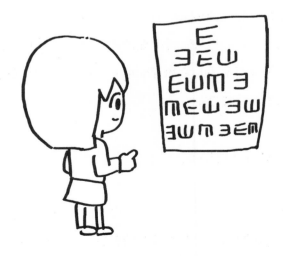

2. 裂隙灯显微镜

裂隙灯显微镜在入校筛查中的作用主要是检查结膜疾病（如沙眼等），角膜病（如角膜营养不良、角膜感染性疾病、角膜白斑、先天性青光眼等）以及晶状体疾病（如先天性白内障等）。由于裂隙灯显微镜要求暗室环境，但筛查地点可能无法满足暗光条件，可在裂隙灯支架两侧临时安装遮光用纸板。由于筛查用裂隙灯显微镜经常需要运输，因此需准备裂隙灯目镜的保护套以及将裂隙灯目镜部分与颌托部分一起固定的绑带，以防止运输过程中车辆颠簸导致的光学部分损坏。

3. 眼科检查用手电筒或笔式手电筒

笔式电筒是最为简易方便的眼科筛查工具，通过映光点试验，遮盖—去遮盖试验等，可以筛查显性或非显性的眼位异常，通过对眼睑位置的检查可以发现上睑下垂等先天性疾病，通过对瞳孔的观察可以发现白瞳症等眼科异常。

4. 直接检眼镜

对一些视力异常但无法用屈光不正或眼前节疾病解释的患者，须进行眼底检查以排除眼底疾病。而对于无法常规携带裂隙灯显微镜和

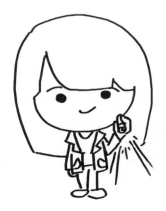

验光设备的筛查队伍，直接检眼镜也可用于粗略估计屈光状态，或通过观察红光反射，排除屈光间质混浊。

5. 非接触式眼压计

此设备并非常规入校筛查的必须设备，但对于一些以排查青光眼为目的筛查项目则为必备设备，目的是无创、快速地测量眼内压，筛查出人群中的高眼压患者。适用于入校筛查的应为手持式或便携式非接触眼压计，可多次重复使用，无须直接接触筛查对象。

二、视光学专用设备

1. 屈光筛查仪

屈光筛查仪即通常意义上说的电脑验光仪。为了携带方便，在筛查中通常建议使用手持式屈光筛查仪，通常市场上主流的手持式屈光筛查仪在距离受试儿童 35 cm 左右，可通过闪烁的灯光和声音吸引幼儿的注意，5 秒内即可进行双眼快速自动测试，无需受试者作出反应，对幼儿、儿童及语言障碍的患者尤其适用。筛查仪可快速，无创地测试并显示准确的屈光信息，自动检测出屈光度问题，包括近视、远视、散光等。一般来说手持式仪器可持续进行 3 小时测试，能够随时将结果打印以出具筛查报告或完善受试者资料。

2. 综合验光仪

综合验光仪体积相对较大，并不是常规入校筛查中必备的设备，建议在医院二筛时使用。但是对于一些同时提供屈光不正矫正，需验配矫治眼镜的入校筛查项目，综合验光仪可在手持式验光仪提供的初步结果上更精确地提供配镜处方；此设备还可以同时进行斜视度测定、双眼视测定等精细化的视光学检查。

3. 镜片箱及试镜架

镜片箱及试镜架仅适用于同时提供屈光不正矫正，需验配矫治眼镜的入校筛查项目，可以通过镜片的试戴提高框架矫正眼镜的适配程度。

三、后勤保障设备

1. 电源相关

对于视光学筛查设备而言绝大多数都需要电源。由于入校筛查所处的场地条件良莠不齐，因此多用插头转换器、带较长延长线的线板是必不可少的。

2. 备用耗材

由于筛查的人数往往非常可观，准备常规检查设备的耗材是十分必要的。常规的耗材包括：视力表灯箱备用灯管，裂隙灯显微镜的备用灯泡，直接检眼镜备用灯泡，手电筒备用干电池，手持式视力筛查仪干电池及打印用纸。在携带耗材的同时，更换耗材的相应简易工具也需同时携带。

3. 筛查表格、宣传资料及记录用笔

筛查表格通常包括两类，一类供筛查机构留档，另一类交由筛查对象或学校留存，对于需进一步进行专科检查的筛查对象，其表格上应清晰注明"需尽快前往眼科专科就诊"。在完成筛查任务的同时，印制并分发一些宣传资料可以进一步提高筛查的效能，内容可以包括对于筛查结果报告的常规解读，对于一些需进一步复查的筛查对象对口衔接的医院及相应科室的介绍，眼病特别是屈光不正防治的科普宣传等。

综上所述，适用于入校筛查的眼科检查设备都应具有准确、快速、无创、可重复、便携的优点，以便在最短的时间能够高效准确地筛查出可疑眼病患者，以提高眼病的早期诊断率和治疗率。

第七章　学校屈光筛查时段的设计

学校儿童屈光筛查时段设计应遵循"以学生为中心"的理念，优化流程，减少对学校学习时间的干预，争取学校持续长久的支持。每个区域、每个学校、每个年龄段屈光筛查都有其特点，屈光筛查时段的确定应结合各自的特点进行。屈光筛查确定时段需要同教育部门共同确定，其基本的原则如下。

一、避免学习紧张时段，尽量选择在开学初或考试后

期中考试和期末考试前学生需要复习功课，作业比较多，学习较为紧张，筛查时段应避免在这段时间进行。通常学生在开学初或考试后学习比较轻松，筛查时段应尽量安排在这段时间。

二、避免反复进校，尽量和其他健康检查项目联合进行

学校健康体检已经成为常规，在设计屈光筛查时段前应和教育部门沟通，获得学校健康体检的安排计划，尽量和其他健康体检项目联合进行。学校健康体检的项目是比较全面的，除了视力外，还有口腔、血液、身高、体重检查等。参与的单位常常有牙病防治所、眼病防治所、妇幼保健所和社区卫生服务中心。如果各自分开进校，则对学习影响较大，学校不容易接受。联合健康体检的优点在于：①学校愿意配合；②对学生的学习时间影响小；③减少屈光筛查工作的协调等。其缺点对屈光筛查的速度要求比较高。通常要求 20 分钟之内完成 1 个班级（30 人次）的筛查工作。

三、优化流程，充分利用体育课和课间休息时间

上海市教委要求学校每天都有一节体育课，进校屈光筛查时段可以充分利用体育课或课间休息时间。利用体育课进行屈光筛查时要求：①筛查人员需要培训，技术熟练；②需要精心设计，每个环节流程要通畅，每个检查都要有熟练的技术人员进行操作，卫生老师负责安排学生。要保证每节体育课完成 1~2 个班级的屈光检查。以上海市静安区眼病防治所进校的

经验看，需要视力检查 2 组 2 人，屈光检查 2 组 2 人，卫生老师 1 人。通常对体育课及课余时间影响不大，每个班级学生分批进行屈光筛查。

四、毕业班的屈光筛查

毕业班学习功课是非常紧张的，进校屈光筛查存在困难。实际上毕业班屈光筛查是最可行的，毕业班的健康体检是由卫生行政部门组织进行的。视力检查是毕业健康体检的常规项目。屈光筛查时段应放在毕业健康体检时，事先要和体检单位联系。和眼科体检医生共同进行，会起到事半功倍的效果。

附：上海市静安区学校屈光筛查时段的经验

上海市静安区位于上海市中心城区，包括 5 个街道、27 所中小学校，拥有近 4 万名学生和 6 千名学龄前儿童。静安区从 2008 年开始进行屈光筛查，是上海市首个进行屈光档案建设的区县。屈光档案建设由静安区眼病防治所承担。屈光筛查时段确立的经验如下：

1. 通过卫生部门充分了解本区域健康体检的计划和安排，制定屈光筛查时段大体方案。

2. 召开卫生教育部门联席会议，提出屈光筛查方案和屈光时段计划，将屈光筛查列入健康体检项目。

3. 学龄前儿童（托幼机构）屈光筛查。眼病防治所参与到由妇幼保健所组织实施的健康体检。常安排在 3～4 月进行，眼病防治所安排 2 位医生，重点检查项目为视力和眼位以及电脑屈光筛查。

4. 毕业班屈光筛查。由区卫计委医政科负责，区属医疗机构承担。一般设在 3 月份，集中在区学校体检中心进行，眼病防治所提供一台电脑验光仪，由眼科医生完成，内容是视力和主觉屈光检查（结合他觉）。

5. "5 中 5 小"健康监测。静安区每年将 5 所中学和 5 所小学列为重点健康监测的单位，监测内容主要身高、体重、内科检查、口腔等项目。具体由疾控中心学校教育科负责，通过卫计委将屈光筛查也列入监测内容，监测集中在区学校体检中心进行。眼病防治所组织团队，要求在 20 分钟之内完成 1 个班级屈光筛查，以免影响其他项目进行。

6. 进校检查。屈光筛查安排在 9 月份开学初进行，此时学生学习相对轻松。屈光筛查安排在体育课进行，每个班级按 4 个小队分批进行，轮到的小队屈光筛查，轮不到小队继续上体育课。

第八章　入校筛查学校老师培训要点

学龄前和学龄期儿童视力低常的原因有一定差异。在中小学和幼儿园进行视力、屈光等筛查时，学校各类教师，尤其是保健教师和班主任的培训至关重要。但目前保健教师的数量和专业素养各地参差不齐，部分保健教师上岗前没有受过专职培训，对眼保健的工作内容、基本理论知识不甚清楚。班主任在学校和筛查机构、学校和家长之间起了纽带作用。一方面需与筛查机构沟通选择合适筛查时间，统一安排，酌情进行；另一方面要与家长沟通，告知筛查结果及进一步的干预措施。具体程序包括准备、实施、总结等；具体内容如宣传动员、书面通知、交代结果、分别干预等。

学校保健教师需要进行定期儿童眼保健知识培训，一般一年两次。眼科培训可以寒暑假各一次，也可以放在视力筛查前集中进行教师培训。通过培训，需要了解儿童视力和屈光的发育规律和特点。在培训时需要强调以下常识。

一、儿童正常视力值

幼儿视力处于发育过程，在3~5岁，视力尚未达到或接近成人水平。视力检查还受多种因素影响，包括物理因素（距离、亮度、对比度等），生理因素（年龄、眼球成像特点、调节力、瞳孔大小等），心理因素（智力、注意力集中情况、暗示作用等）。学龄前儿童视力低常原因主要以远视、散光、屈光参差为主。学龄期儿童视力低常原因主要以近视、散光为主。

二、儿童生理屈光值

儿童正常的屈光并非是正视眼，一般均为远视眼。远视眼的程度主要与年龄相关，随着年龄的增加，远视逐渐减少，向正视发展。如3~4岁，远视应为 +2.00D~+2.50D；4~6岁，远视应为 +1.50D~+2.00D；6~8岁，远视为 +1.00D 左右。

三、屈光不正的分类

1. 近视眼；
2. 远视眼；

3. 散光眼；

4. 屈光参差。

四、弱视的定义及分类

1. 定义

弱视是指视觉发育期由于单眼斜视、未矫正的屈光参差和高度屈光不正及形觉剥夺引起的单眼或双眼最佳矫正视力低于相应年龄的视力，或双眼视力相差两行或以上。不同年龄参考值下限：3～5 岁为 0.5，6 岁及以上为 0.7。

2. 分类

（1）斜视性弱视：单眼性斜视引起的弱视（图 8-1）。

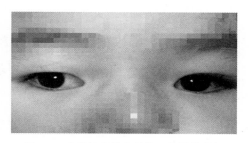

图 8-1　右眼恒定性外斜视、斜视性弱视

（2）屈光参差性弱视：两眼远视球镜相差 1.5D，柱镜相差 1.0D，即可以使屈光度较高的眼形成弱视。

（3）屈光不正性弱视：多发生于未戴过屈光矫正眼镜的高

度屈光不正患者。主要见于双眼高度远视或散光，两眼最佳矫正视力相等或相近。一般认为远视 ≥ 5.00D、散光 ≥ 1.0D 是产生弱视的高危因素。

（4）形觉剥夺性弱视：由屈光间质浑浊、上睑下垂等剥夺性因素造成，弱视可为单眼或双眼，单眼较双眼更为严重（图 8-2）。

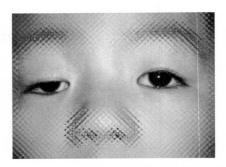

图 8-2　右眼先天性上睑下垂造成形觉剥夺性弱视

对于学校保健老师有以下要求：①学习儿童眼保健知识；②开展科学宣传，合理导向；③按照规定要求，定期准确检查视力；④布置良好的视觉环境；⑤尽早发现儿童视力问题，督促家长带孩子到正规医疗机构进一步诊治；⑥积极监督治疗，以求取得更好疗效（如弱视治疗需要儿童、家长、学校老师的共同配合）；⑦建立学生屈光档案（视力、屈光、眼轴、干预措施等）；⑧积极开展学生体育锻炼，增加户外活动。

参考文献

［1］中华医学会眼科学分会斜视与小儿眼科学组.弱视诊断专家共识（2011年）［J］.中华眼科杂志，2011，47（8）：768.

［2］赵堪兴，郑曰忠.要特别重视儿童弱视诊断中的年龄因素［J］.中华眼科杂志，2007，43（11）：961—964.

［3］汪芳润.弱视诊断标准（讨论稿）［J］.中国斜视与小儿眼科杂志，2010，18（3）：97—98.

［3］汪芳润，尹忠贵，杨晨皓.儿童视力与屈光特点及相关问题讨论（上）［J］.中国眼耳鼻喉科杂志，2006，6（6）：341—343.

第九章 入校眼健康筛查简明流程图及解析

眼健康筛查的主要内容包括问卷调查和眼部检查。问卷调查详见第十章。眼部检查内容如下。

远视力检查：使用标准对数视力表检查学生的裸眼视力和戴镜视力。视力表灯光照度 500lx，受检者和视力表的直线距离为 5 m。按先右眼、再左眼的顺序进行。

眼位及眼球运动检查：包括角膜映光、遮盖—去遮盖、交替遮盖试验、单眼和双眼运动检查。

眼前节检查：使用裂隙灯显微镜检查双眼角膜、前房、虹膜、瞳孔、晶状体和前部玻璃体情况。

眼后节检查：使用直接检眼镜检查双眼眼底情况。

自然瞳孔电脑验光：使用电脑验光仪测量自然瞳孔时的屈光度。

睫状肌麻痹电脑验光：使用 0.5% 托比卡胺每隔 5 分钟滴眼，连续 3 次，最后一次点眼后 30 分钟观察瞳孔直径及瞳孔对光反射情况，若瞳孔直径 ≥ 6 mm 或瞳孔对光反射消失，则进行电脑验光测量屈光度；若瞳孔直径< 6 mm 且对光反射仍存在，则加滴一次，再进行电脑验光。

眼生物学测量：采用光学生物测量仪（IOL master）测量角膜曲率及眼轴长度。

入校筛查流程图见图 9-1。所有入校筛查对象都要完成问卷调查和初筛，包括远视力检查、自然瞳孔电脑验光、眼位及眼球运动检查。对于裸眼远视力 ≤ 0.5 的视力不良者，建议至医院进行二筛，包括睫状肌麻痹电脑验光和眼生物学测量、眼前节和后节检查、进一步主觉验光等检查及屈光矫正。对于发现有其他检查异常者，也建议前往医疗机构进行必要诊治。

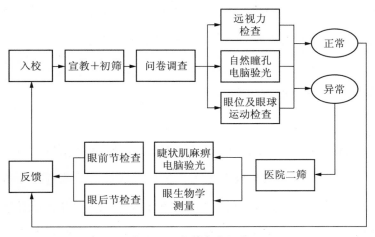

图 9-1　入校筛查流程图

第十章　问卷设计和宣传文案

　　青少年儿童入校筛查的目的不仅包括获得在校学生全面的视力情况、了解与近视和眼病相关的影响因素情况，还包括对学生、教师和家长进行健康教育，普及眼保健常识，建立起多方位的眼保健措施。因此，入校筛查前或筛查时发放的问卷是获得个人用眼习惯和家庭学校背景情况的重要途径，宣传文案则是健康教育的重要载体，本章将分别进行阐述。

一、视力调查问卷设计

　　视力调查问卷通常在入校筛查前由学校老师发放至各学生，在筛查前由家长或学生本人填写完成后，于筛查之日收集。目的是向学生及家长告知筛查的意义、收集学生的既往病史和生活习惯，可用于帮助判断眼病的发生原因和近视发展的影响因素，便于对筛查结果进行解释和给出进一步的治疗方案。

1. 问卷排版

调查问卷需要由学生家长填写，因此排版上必须简洁清晰，不宜过长，一般由引言、填写指导、个人资料、家庭资料、学校资料五部分组成。

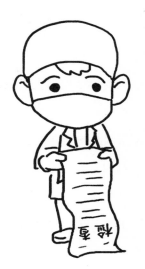

由于调查问卷是学生和家长接触到视力筛查的第一个环节，因此有必要设置"引言"部分，首先简要解释整个筛查工作的目的和意义，包括筛查团队的身份等，才能获得学生和家长的重视与合作，认真填写问卷内容，减少缺项漏项和错误信息的现象。

引言后一般需有填写指导，说明各种特殊情况，避免缺项漏项。问卷资料中答案的书写方式尽量以选择题为主，即闭合式的问题，便于数据统计，尽量避免文字填写的内容。比如：每天写作业时间，如果需要家长自己计算多少个小时，往往会增加填写者的难度，且也不便于数据的整理分组，如果设定4个选项，分别为：A. 1～2 小时、B. 3～4 小时、C. 4～5 小时，D. 5 小时以上，则更为妥当。

学校资料中的信息可以与个人和家庭资料分开版面，由班主任统一填写。

2. 问卷内容

因筛查目的不同，问卷中包含的问题可以有所不同。如果只为简单地筛查出视力低下的儿童，建议其至眼科医院进一步检查确诊的项目，可以只包含既往的视力、佩戴眼镜史和家庭眼科病史等基本信息。如果为了解某一地区近视发病情况和影响因素，并给予视觉保健建议的项目，则需要了解个人生长发育情况，如身高、体重，用眼习惯，如握笔部位、阅读姿势、书写距离，作业时间，户外时间，阅读环境等因素。

3. 问卷书写方式

问卷题目设计建议采用闭合式提问，即答案由选项的方式给出，尽量避免开放式问题，便于数据分组采集和统计分析。亦可结合筛查组具体情况，制作电脑阅卷的题目。收集问卷时需要浏览答题情况，如发现缺项漏项情况，应及时要求答卷人补充填写，提高问卷的有效率。

二、健康教育宣传文案

健康教育的目的在于提高青少年儿童本人、家长和学校老师对视力筛查的意识，扩充其视觉保健的知识，不仅能主动地配合入校筛查工作，更能在日常教学和生活中主动养成良好的用眼习惯，并能及时适时地前往专业医疗机构进行视力检查和疾病诊断治疗。然而，对于不同人群的不同知识背景，健康教育宣传材料的内容必须有所侧重，深入浅出，引人入胜，采用多元化多层次的设计。

　　入校筛查时最直观的宣传材料即为易拉宝式的海报，放置于学校入口或走廊显眼处，也可置于筛查场地，在学生等候时可以阅读，且便于携带至不同筛查点多次使用。另一种方式是将健康教育内容制成宣传手册，可在入校筛查时发放给学生，便于家长日后仔细传阅。或可将简单的视力保健要点制成视力表或张贴式海报，置于学校进行长期教育。当然，宣传手册也可以在医院就诊患者中发放。其他健康教育形式包括家长会、教师培训会和社区公益讲座的形式。

　　无论何种载体，健康教育手册编制或讲座幻灯片的内容必须秉承图文并茂的科普风格，要针对不同的受众面设计不同的侧重点。例如，针对家长，必须着重强调视力筛查和先天性眼病的早期发现，对诸如上睑下垂、白瞳症、先天性斜视等发病较早且对视力发育有重大影响的疾病，能够做到及时就医；针对儿童，则需要给出图片详细解释正确的读写姿势、正确的用眼习惯等，从行为学上加以诱导；针对老师，应针对学校教室照明、用眼频率、读写姿势等方面进行宣教。

　　此外，宣传资料中，应罗列常见小儿眼病的图片，便于家长老师识别；也可以问答的方式对与儿童视觉相关的常见问题进行解答；还可以罗列一些常见的认识误区，纠正社会上流传的但与科学事实不符的说法。

在宣传资料的最后，可以附上筛查机构和医疗机构的信息，包括地址、电话、网页、二维码，方便家长就诊，体现实用性，也可提高机构的社会影响力。

第十一章　筛查表的录入与眼健康数据库的建立

在入校筛查过程中，完整的筛查表录入与眼健康数据库的建立对监测儿童和青少年屈光发育与眼健康信息非常重要。本章对筛查表与数据录入和数据库建立做主要介绍。

一、筛查表

1. 基本信息

档案编号（ID）：为便于档案的编号，建议用身份证号作为儿童档案的编码。

基本信息：姓名、出生日期、性别、名族、籍贯、学校、学校所在地。

家长联系方式：电话、手机、电子邮箱。

2. 检查项目

检查项目包含：身高、体重、裸眼视力、矫正视力、眼轴长度、前房深度、玻璃体腔深度、角膜曲率、小瞳验光、扩瞳验光等。

眼位及眼球运动由专门眼科医师完成。检查项目包括角膜映光、遮盖—去遮盖、交替遮盖试验、单眼和双眼运动检查，以上检查项目应由同一检查者完成。

眼前节及眼底检查由有经验的眼科医师采用裂隙灯显微镜和直接检眼镜来完成，检查结膜、角膜、前房、虹膜、瞳孔形态、晶状体和眼底情况，排除器质性眼病。具体检查方法：

（1）视力检查：先查右眼后查左眼。由上而下指示视标，让被检者在 5 秒内说出或指出缺口方向。对戴镜儿童应先查裸眼视力，再查戴镜视力，并询问、记录双眼镜片的度数。视力记录方法：采用国家卫健委颁布的《标准对数视力表》规定的方法记录，以小数记录法为主。视力记录内容包括眼别、裸眼远视力及矫正视力。视力检查室和视力表的要求：视力检查室应有明亮的环境，视力表应置于被检者前方 5 米处。如果放置距离不足 5 米，可将平面反射镜挂至距视力表 2.5 米处，平面反射镜中的视标图像应无明显变形。视力表的悬挂高度应使表中 1.0 行与被检者眼等高。视力表如用直接照明，照度应达 200～700 lx；如用后照法（视力表灯箱），则视力表白底的亮度应达 80~320 cd/m²。照亮力求均匀、恒定、无反光、不眩目。视标大小及清晰度应符合规格。

（2）屈光度检查：对于部分视力不良的学生，鼓励去医院做进一步睫状肌麻痹后验光。在验光检查室内进行，其照度为正常眼视红绿视标同等清晰。正常状态下，所有检查者均应使用睫状肌麻痹药物，以消除调节影响，并在电脑验光基础上，进行试镜片或综合验光仪主观验光，获得精确屈光度数。

（3）光学生物测量仪（IOL-Master）检查：使用 IOL-Master 测量眼轴长度、前房深度及角膜曲率。IOL-Master 的优点为非接触式且测量精确，即使眼形状不是很规则，也可以对视轴长度进行精确的测量，高度屈光异常、大瞳孔、视觉调节都不影响测量的精确度。在测量时 IOL-Master 可自动地识别左眼和右眼，而且一台仪器就可以实现对眼轴长度、角膜曲率和前房的测量，重复性良好。

3. 问卷调查

编制结构性定量调查问卷，包括家长问卷和班主任问卷，了解学生视力的相关因素，包括一般情况（如年龄、性别、眼科病史、戴镜情况、用眼卫生习惯、用眼时间和生活作息、护眼知识、其他生活学习爱好），家庭因素（如视力不良家族史、家庭阅读照明环境、父母的护眼知识、父母对于子女学习压力的感知程度）和学校因素（如每日学生上课总时间、下课或课间休息是否用作测验或考试、每日体育活动及课外活动时间、每日学校内眼保健操状况、学校内护眼宣教状况等)。

二、数据录入和数据库建立

为更充分完善数据库资源,收录的信息应包含儿童的姓名、出生日期、性别、地址、联系电话等。同时为方便查询、调阅和更新资料,在流行病学调查的资料整理和数据录入过程中,首先为每名儿童设置唯一的 ID 号,包含被调查学生的区县、学校、入学年份、班级和学号,作为今后数据追加、合并的关键变量。然后对所有调查表和检查记录表进行统一的编码,建立包括由家长填写的学生视力相关因素调查问卷、由班主任填写的学校调查表、现场屈光检查结果记录表、医院屈光检查结果记录表在内的多个 EpiData 数据库以及相对应的核查文件,对多个数据库分别进行数据录入。最后经过数据清洗、逻辑检查和数据库合并等多道程序,形成一个基线调查的总数据库,每次随访均按此顺序进行追加录入,可以按不同时间监测儿童及青少年的眼健康情况及屈光发育状况。

第十二章　儿童青少年特殊人群眼健康筛查

对于一些具有特殊背景的儿童及青少年，例如聋哑学校儿童、福利院儿童、专业运动员等，他们并非普通在校学生，常规入校筛查覆盖不到。由于该类儿童和青少年群体的特殊性，需要眼科医师更多去关注其眼健康问题。

一、聋哑学校和福利院儿童

聋哑学校学生和福利院儿童多伴有生理上或智力上的缺陷，相对于其他疾病而言，眼病因较少影响到生命且症状更轻微，往往更容易被忽略。因此，为了让聋哑儿童及福利院儿童的日常眼科保健有基础保障，防止和杜绝可避免致盲眼病的发生，眼健康筛查不能忽视。这些儿童因部分存在语言障碍、理解能力低下等问题，检查配合程度相对于普通儿童较为欠缺，需要筛查医师付出更多的耐心和细心。

具体眼健康筛查安排需包括几个方面：保障每半年一次眼健康筛查；协助配备眼科检查和视觉训练的基本设施；对有残余视力儿童，及时安排复明手术，配戴和训练应用助视器；对校医进行眼科诊疗技术培训，可及时发现儿童视觉异常，并协助手术的安排和术后视力康复训练。

较为特殊的是，聋哑儿童因存在交流障碍，眼科医师难以直接有效地对其进行眼健康教育。可先由专业眼科医师对聋哑学校的老师及校医进行眼科健康知识宣教，再由老师耐心细致地对学生进行眼健康知识传播及监督检查，帮助其建立良好用眼卫生习惯。

二、专业运动员

专业运动员一般在体育训练基地接受长期训练，相对于普通学校的儿童青少年而言，其读书写字时间较少。但由于电子产品的普及，整体人群近视发病率均出现增长，该部分儿童青少年的视力健康也不容忽视。

在从事不同项目的运动中，以跳水项目较为特殊。跳水运动员由于长期头面部拍打水面，若直接冲击眼球，容易导致视网膜裂孔甚至视网膜脱离等致盲性眼病的发生，其概率随着训练时间的延长和训练强度的加大而增加。因此，该部分人群的眼健康筛查，除了常规视力、屈光度、矫正视力等项目，还需增加扩瞳周边视网膜检查。

具体眼健康筛查安排需包括以下几个方面：保障每季度一次眼健康筛查，包括扩瞳眼底检查；向队医及运动员进行眼保健知识宣教时，除了近视相关的知识，还需增加防治视网膜裂孔、视网膜脱离等眼保健相关知识；训练时出现头面部创伤，需及时就诊排查眼外伤，做到早诊断、早治疗，挽救视力；赛季高强度训练后，可适当增加检查次数；有视网膜裂孔和视网膜脱离经历的运动员，需适当增加检查次数。此外，相对于常规视力筛查，眼底相关检查所需要的检查仪器更加复杂，而专业运动员人数相对较少，组织纪律性极强，能做到高效的眼健康筛查，因此可将定期检查安排在医院进行，保证其眼部检查更加全面。

第十三章　儿童青少年高度近视筛查

高度近视是指屈光度在 –6.00D 以上的近视。当近视发展、眼轴（即眼球的前后直径）延长，就会使眼球各部位结构拉长，视网膜也会相应变薄。高度近视会发生不同程度的眼底改变或病变，包括近视弧形斑、漆裂纹、豹纹状眼底、后巩膜葡萄肿、脉络膜新生血管、脉络膜萎缩、黄斑出血、视网膜裂孔、视网膜脱离等，严重者导致失明。此外，未经及时矫正的高度近视尤其是伴有屈光参差的高度近视，可能引起双眼视功能异常、弱视、斜视，会对儿童的视觉发育造成极大危害，因此对于儿童青少年高度近视的及早筛查、随访非常重要。

高度近视的筛查、随访并不仅限于屈光度数的检测。因儿童青少年高度近视所带来的眼轴延长及眼球内部结构改变，可能导致视力及视功能的受损，其筛查的全面要求要高于低中度近视患者。高度近视儿童青少年的筛查应包括屈光状态检测，眼生物参数测量，眼底检查，视功能，眼位及眼球运动检查等多项内容。具体的眼部检查包括裸眼视力、矫正视力、屈光度、眼位、眼压、裂隙灯显微镜检查角膜、屈光间质、眼底，测量眼轴、角膜曲率等。具体如下：

1. 视力

包括裸眼视力和矫正视力。裸眼视力是指未给予任何矫正方法直接测得的视力。它由角膜曲率、晶状体形状和透明度、视网膜条件等共同决定。大多数情况下，检测裸眼视力可以一定程度上反映眼部的健康状况。需要注意的是，裸眼视力与眼屈光度之间没有固定的换算关系，需要经过验光才能获得屈光度数。

矫正视力是指在经过规范的医学验光后给予一定的矫正方式（如框架眼镜、隐形眼镜等）之后测得的视力。建议高度近视的儿童及青少年保证至少每 6 个月进行一次视力相关检查，如果发现其矫正视力低于正常标准，建议前往医院进行详细检查，明确是否患有眼底病变或其他眼部疾患。

2. 屈光度

屈光度的检测可通过客观验光和主觉验光获得数据，从而了解儿童青少年的屈光状态。客观验光包括电脑验光和检影验光。对于 3 岁以下的婴幼儿不能配合注视的患者可采取检影验光获得初步的屈光度数。进入幼儿园或学校筛查，对于 3 岁及以上能配合检查的儿童及青少年可通过电脑验光进行初筛，如果初筛结果异常，显示屈光不正、屈光参差或高度近视可疑，需要到医院进一步散瞳验光。

散瞳验光的目的是麻痹睫状肌，以减少眼睛调节对屈光状态的影响。对于小于 6 周岁或首次就诊验光或有内斜视的儿童，需要使用长效散瞳药散瞳后再行验光；对于 6 周岁以上再次验光的儿童，若不伴有内斜视，可采用短效散瞳药进行快速验光。验光时是否需要采用散瞳药水进行睫状肌麻痹，主要依据被验光者的年龄、眼的调节功能、眼位、依从性等，验光师通过检影验光、插片验光或综合验光等获得儿童青少年准确的屈光状态，医生再给予配镜处方或相应的诊疗建议。对于高度近视的儿童及青少年建议至少每 6 个月进行一次屈光度检测，若出现视力下降明显、近视度数进展快速，建议缩短到 3～4 个月复查屈光度。

3. 眼位与眼球运动

正位视是指双眼向前方注视时眼外肌保持平衡，破坏融合后两眼均无偏斜的倾向。斜视是指任何一眼视轴偏离的临床现象，可因双眼单视异常或控制眼球运动的神经肌肉异常引起。绝对的正位视临床罕见，多数人都有小度数的隐斜。高度近视伴屈光参差或双眼最佳矫正视力较大差异时，可能引发斜视。因此，对眼位的检查也是儿童青少年高度近视筛查中不可缺少的部分。眼位检查包含一般检查和专科检查。一般检查包括：

①询问病史；②视力检查与屈光检查等。专科检查包括：①遮盖检查：遮盖—去遮盖试验、交替遮盖试验；②斜视角检查；③单眼及双眼运动检查等。

4. 裂隙灯显微镜眼前节检查

裂隙灯显微镜下观察角膜、前房、虹膜、晶状体等是否有异常情况。若有异常，更应注意是否为某些遗传性综合征。注意此部分的判断需要交给眼科医生进行。

5. 眼生物参数

包括眼轴、角膜曲率等。高度近视的主要特征之一即为眼轴的增长，眼轴越长，往往在验光结果中表现为近视度数越高。因此眼轴的测量不仅可以反映近视的程度，对眼轴增长速度的计算还可以反映近视增长的快慢，帮助判断是否需要进行干预以及采取何种近视防控措施。建议高度近视儿童青少年定期随访中常规监测眼轴。

极少数的高度近视验光结果是源于较高的角膜曲率，此类患者眼轴长度不长，但角膜曲率值较高，眼球结构与其他高度近视患者不同，可以分类进行处理。若出现异常的角膜曲率高值，需进一步行角膜地形图检查排除青少年圆锥角膜。

6. 眼压

高度近视患者中开角型青光眼的发病率高于普通人群，因此儿童青少年高度近视患者在筛查时要注意定期监测眼压。

7. 眼底检查

高度近视可发生不同程度的眼底改变，定期进行眼底检查十分关键，筛查时可通过拍摄眼底照相来记录监测眼底的变化情况。对于有飞蚊症、漂浮物感或闪光感的儿童青少年，建议到医院在裂隙灯显微镜下配合前置镜或三面镜观察玻璃体是否混浊、黄斑结构是否正常、视网膜是否存在变性或裂孔以及视网膜血管是否正常。必要时可行眼 B 超帮助判断玻璃体视网膜结构情况。对于观察到眼底异常的患者，进一步行眼底光学相干断层扫描（OCT）检查可以帮助显示视网膜细微结构和黄斑区结构。血流 OCT 或眼底血管造影可以进一步帮助判断伴有血管异常的高度近视眼底疾患。

第十四章　眼科专业指导与保障

在儿童和青少年入校筛查过程中，专业的眼科医师需要为学校儿童及青少年提供眼科和视光学专业方面的指导与保障。要做到这一点，不仅需要眼科医师亲自入校体检，而且需要对学生家长和学校老师，尤其是卫生老师进行培训和指导，帮助家长和老师普及眼科和视光学知识，有助于家长和老师在以后的生活中及早发现学生的眼科问题，使其尽早得到治疗。同时，也能帮助卫生老师在以后的工作中能够独立完成一些简单的眼科筛查工作，正确地向家长解释学生的相关眼科问题，指导学生进行正确的护眼。

培训形式包括开设科普讲座，解答老师和家长的咨询，分发科普小册子及视力表，指导卫生老师进行眼科体检等。

一、科普讲座——儿童和青少年眼科相关知识

认识眼睛

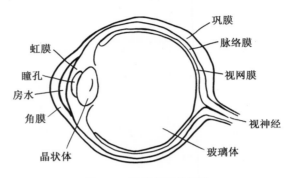

图 14-1　眼球解剖结构图

　　眼包括眼球和眼附属器。眼球包括眼球壁和眼内容物。眼球壁分为外层、中层和内层。外层有角膜和巩膜；中层有虹膜、睫状体和脉络膜；内层有视网膜。眼内容物有房水、晶状体和玻璃体。眼附属器有眼睑、结膜、泪腺、泪器、眼外肌和眼眶。

人是如何看到东西的?

　　视觉的形成：光线→角膜→房水→晶状体→玻璃体→视网膜（形成物像）→视神经（传导视觉信息）→大脑视觉中枢（形成视觉）。

儿童眼球和视力同成人一样吗?

　　儿童眼球和视力的特点：正常儿童的眼球比成人眼球小，

眼球的前后径，即眼轴，比成人短。随着年龄的增长，眼球也逐渐发育增大。同样，儿童的视力也有其特点，新生儿视力很差，随着年龄的增长视力逐渐发育增加，一般 5 岁视力可达到1.0。另外，儿童的屈光状态也有别于成人，呈远视状态，度数在正常范围内为生理性远视。年龄越小，生理性远视度数越大。

什么是近视和远视？

在眼调节放松状态下，平行光线经眼的屈光系统后正好聚焦在视网膜黄斑中心凹，这种屈光状态称为正视；如果不能聚焦在视网膜黄斑中心凹则为非正视，即屈光不正。屈光不正分为近视、远视和散光。平行光线聚焦在视网膜黄斑中心凹前称为近视；平行光线聚焦在视网膜黄斑中心凹后称为远视；由于眼球不同子午线上屈光力不同，平行光线在视网膜上形成不同的焦线，称为散光。矫正近视需要凹透镜；矫正远视需要凸透镜；矫正散光需要柱镜。

什么是弱视？

弱视是指视觉发育期由于单眼斜视、未矫正的屈光参差和高度屈光不正及形觉剥夺所引起的单眼或双眼最佳矫正视力低于相应年龄的视力，或双眼视力相差两行及以上。不同年龄组儿童视力参考值下限为 3~5 岁 0.5，6 岁及以上 0.7。对于相应年龄的儿童和青少年矫正视力低于这个标准则考虑为弱视。弱视治疗的重点在于"早发现，早治疗"，其最佳治疗年龄在 3~5 岁，超过 12 岁弱视治疗较难有效。弱视的治疗方法包括：矫正屈光不正和斜视、去除形觉剥夺因素、遮盖好眼、视觉训练。弱视治疗是个较长期的过程。

什么是斜视？

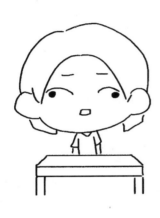

斜视是指任何一眼视轴偏离的临床现象，可因双眼单视异常或控制眼球运动的神经肌肉异常引起。根据斜视的方向分为水平斜视、垂直斜视和旋转斜视。最常见的是水平斜视，分为内斜视和外斜视。治疗方面首先矫正屈光不正；无法矫正者进行手术矫正。

儿童和青少年体检需要检查哪些项目？

儿童和青少年体检筛查项目主要包括视力、角膜曲率、屈光状态、眼轴、眼位、眼球结构及眼附属器等，做到及早发现儿童和青少年的常见眼病，如屈光不正、弱视、斜视、上睑下垂、先天性白内障等。

二、解答老师和家长的咨询——儿童和青少年眼科和视光学常见问题的解答

1. 问：孩子的验光单怎么看？

答：解读验光数据，如验光结果为：OD S +1.5 C–0.5 A 180°；OS S +2.0 C–1.0 A 180°

在这个验光结果中OD代表右眼；OS代表左眼；S代表球镜；C代表柱镜；A代表散光轴位；"+"代表远视，需要用凸透镜矫正；"–"代表近视，需要凹透镜矫正。所以该验光结果代表：右眼150度远视，180度轴位上有50度近视散光；左眼200度远视，180度轴位上有100度近视散光。

2. 问：我的孩子为什么这么小就发生近视了？该怎么治疗？需要注意些什么？

答：近视的发生原因与多种因素相关，目前近视眼的发生机制还在不断的研究当中。近视眼的发生与遗传及环境因素等相关。现在的孩子户外运动少，作业多，看书、电脑、手机等视近物多，所以容易发生近视眼。

平时应该注意多加强户外活动，注意合理用眼，注意写字姿势、握笔姿势，合适的灯光以及课桌椅高度等问题，减少近视的发生率。

老师和家长发现孩子近视后，应及时到医院就诊，14岁以下儿童及青少年需要睫状肌麻痹验光，得到正确的近视度数，佩戴合适的眼镜。目前矫正儿童及青少年近视的方法主要有戴框架眼镜、角膜塑形镜等。

3. 问：卫生老师在学校例行检查时需要注意哪些方面？孩子眼睛异常往往有哪些表现？

答：卫生老师在学校例行检查时需要注意学生的视力、眼球位置、眼球有无震颤及眼球结构有无明显异常。如发现异常应要求学生及时至医院就诊。

孩子眼部及视力的异常往往有以下表现，如：眯眼、歪头、斜颈、白瞳、羞明等，并询问学生是否有看不清东西等症状。

三、分发科普小册子及视力表

在入校体检及宣教过程中，会给老师、家长及有需要的学生分发《"看得见的希望"（Seeing is believing）——奥比斯项目宣传册》及视力表，帮助家长及老师提高眼科相关知识，定期及时检查学生的视力情况。

四、指导卫生老师进行眼科体检

1. 视力检查方法

惯例先右眼后左眼，测量时遮盖对侧眼。远视力检查距离为 5 米，被检查者眼部高度同 1.0 的视标高度，由上而下指出视力表的字符，受检者能正确认清的那一行视标为受检者的视力。无法辨认 0.1 视标者，缩短检查距离，至认清视标为止，视力为 0.1 × 检查距离 ÷ 5 m。如检查距离为 1 m 仍无法辨认 0.1 视标，则改为数检查者手指；如 5 cm 距离仍无法辨认手指，则改成查手动；只能辨别光亮者则检查光感。记录为"指数 / 距离"、"手动 / 距离"或"光感 / 距离"。

2. 斜视检查方法

（1）单眼遮盖—去遮盖试验

目的：发现显斜，鉴别隐斜与显斜。方法：遮盖一眼，观察对侧眼，如对侧眼在遮盖的瞬间眼球移动则存在显斜，不移动则无显斜存在；去遮盖时，观察被遮盖眼，如被遮盖眼有从偏斜位返回正位的移动，则说明该眼有隐斜。

（2）交替遮盖试验

目的：发现是否存在眼位偏斜。方法：遮盖板从一眼迅速移到对侧眼，反复来回多次，观察是否有眼球移动。如无眼球移动，说明该眼为正位；如发现有眼球移动，说明有眼位偏斜存在。

（3）角膜映光法

目的：粗略检查斜视角。方法：手电筒于受检查者正前方照射，观察角膜上的反光点位置。如反光点在双眼瞳孔中间，则无显斜；反光点在瞳孔缘，则斜视角约为 15°；反光点在瞳孔缘与角膜缘中间，斜视角约为 30°；反光点在角膜缘，斜视角约为 45°。

第十五章　近视防控综合措施

在入校筛查过程中，一旦发现儿童和青少年有近视的发展趋向或是属于近视高危人群，需要给予正确的指导，开展教育并积极采用相应的干预措施。近视的防控需采取综合措施。

一、建立屈光发育档案，做到早发现、早检查、早干预

儿童和青少年近视眼的防治，越早发现，越早采取干预措施，孩子的视力受损就越轻，视力保护也就越及时。因此，定期筛查及检查，及时发现孩子的视力问题，建立儿童和青少年屈光发育档案非常重要。

屈光发育档案，是为每位孩子建立一本详细记录眼睛发育阶段眼球变化的档案，内容包括姓名、性别、身高、体重、视力、验光度数、角膜屈光力及曲率半径、眼轴长度、眼压等。因为儿童在生长发育阶段，眼球和身体一样在发育，屈光状态

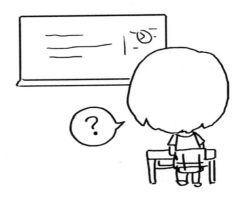

也处在不断变化中。

儿童出生时多为远视眼，到青少年期变为正视状态，再进一步发展为近视。在这一过程中，眼球各参数也不断发生变化。建立儿童和青少年屈光发育档案就是有计划地记录、跟踪他们的屈光发育过程中各参数的变化，动态观察屈光发育的变化趋势，可在早期发现异常的屈光状态并筛查出弱视、斜视等其他眼病。通常儿童在出生后 1 个月进行眼健康筛查，1 岁后每半年检查一次，直至青春期。建立屈光档案的主要对象为 3～12 岁的儿童，通常每隔半年需进行一次检查及记录。

二、培养正确的用眼习惯

不良读写习惯是近视发生的危险因素。

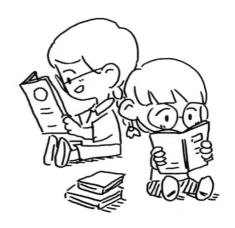

首先保持正确的读写姿势，对于近视的预防十分重要。需注意以下几点：

（1）看东西距离越近，眼睛的肌肉就越紧张，眼疲劳的状况就越容易发生；眼与书本之间的距离应保持 33 cm。

（2）读写姿势端正，避免歪头写字、趴着或者躺着看书等不良习惯，不在行走、坐车或躺卧时阅读。

（3）握笔距离笔尖一寸（3 cm）远，不要挡住笔尖。

（4）注意选择桌椅的高度要合适，不能差距太大；胸部离桌子一拳（6~7 cm）

（5）读写应在采光良好、照明充足的环境中进行，不要在直射的强光下和光线暗的地方用眼，桌面的平均照度值不应低于 300 lx，并结合工作类别和阅读字体大小进行调整，以避免眩光和视疲劳等。

在保持正确的读写姿势外，注意用眼节律。近距离工作被公认为是影响近视发生发展的危险因素，与近视的发展呈正相关，除了近距离工作的总量外，近距离工作持续时间（＞45分钟）也是近视的重要危险因素。因此，在日常生活中，要注意劳逸结合，每次阅读30～45分钟后，应让眼睛休息放松5～10分钟，尽量向远处眺望。每次看电视、玩电子产品时间不超过30分钟，一天累计不超过1～2小时。

三、培养健康的饮食习惯

早期德国有学者发现甜食与近视的发生有一定关联性，也就是说，儿童青少年如果过多食用含糖的食品，将会导致近视的发生和发展。因为甜食中的糖分在人体内代谢需要维生素B_1参与，同时降低体内钙的含量，而钙是眼部组织的"保护器"之一，如果眼内组织过多消耗维生素B_1和缺乏钙，可能会使近视加深。另外也有研究发现，平时爱吃淀粉类食物的孩子，可能比较容易患近视。因为过多摄入淀粉会让身体内的胰岛素水平上升，它可能参与了眼轴生长。因此，均衡饮食，培养健康的饮食习惯，多吃富含"叶黄素"的食物，如胡萝卜、柑橘类可有助于保护视觉健康，预防近视发生。

四、增加户外活动时间

国内外有研究表明，户外活动时长是预防近视发生、发展的独立保护因素，其保护作用与光照强度有关。因为太阳光的光照强度比室内光照强度高数十倍。一方面，户外强光的照射下，可以让眼球产生一种叫多巴胺的物质，这是一种强烈抑制近视进展的物质。光照越强，多巴胺分泌越多，近视进展越缓慢。

另一方面，户外环境中大部分物体离眼睛很远。譬如在海滩上看书，除了一本书离眼睛很近，其他所有物体都很远，保护性离焦远远大于有害性离焦，这种情况下近视不易发生发展。相反，在局促的卧室内、封闭的书桌前，几乎所有物体都离眼睛很近，有害性离焦的比例远大于保护性离焦，近视就趋于进展。而且，在阳光下，瞳孔会缩小、景深加深，模糊减少，可以抑制近视的发生。每天在户外多待40分钟（哪怕坐草坪上不动），近视发病率就可以降低9%；每天在室内打乒乓球2小时，效果却不明显。因此，提倡在学龄前如幼儿园时期就开

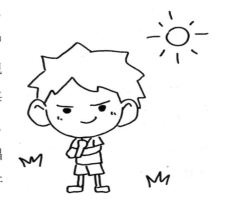

始增加户外活动时间，可有效减少近视的发生，建议每周14小时以上，也就是平均每天2小时。只需要在户外待着，哪怕只是坐着晒晒太阳也行。但是，近视一旦发生，户外活动的作用就不再明显了。

五、低浓度阿托品

新加坡国立眼科中心经过多年的研究发现低浓度阿托品可以有效延缓儿童近视的发展，是最有前景的药物近视控制方法。阿托品抑制近视进展的机制可能是直接拮抗视网膜、脉络膜或巩膜上的特殊受体而发挥作用的。不过，长期使用阿托品可能会出现畏光、看近困难、接触性结膜炎、口干等不良反应，虽然低浓度阿托品不良反应极少，但仍有部分人群有不良反应表现，需要在医生的指导下用药。

六、角膜塑形镜

角膜塑形镜，俗称OK镜，是通过夜间配戴特殊几何设计的硬性透气性接触镜，使角膜中央区弧度在一定范围内出现平坦和规则样改变，从而暂时性降低近视屈光度数，白天可以提高裸眼视力。这是一种不戴镜的可逆性非手术物理矫形治疗方法，同时可获得明显减缓近视眼发展的临床效果，因此受到了家长和医生的青睐。但角膜塑形镜有较强的医学属性，属于三类医疗器械，验配有非常严格的适应证，有年龄和屈光度数的要求，家长应带孩子到有资质的验配机构接受检查和验配，遵循医嘱，并按期复诊。

目前，户外活动、低浓度阿托品眼药水和角膜塑形镜被公认为近视防控的"三件宝"。

第十六章　眼健康筛查经费的预算与优化

　　眼健康筛查经费预算应从以下几个方面考虑：筛查设备的配置，设备维护保养费，筛查对象的数量，筛查项目内容的多寡，筛查年限的长短，筛查中的各种耗材、设备运输费、人员交通补助费、通讯补助费、餐饮补助费，筛查前协调会务费、相关培训费用，后期数据输入和管理费、学校协作劳务费，以上经费需在遵守国家及地方相关法规及单位规章制度下进行统筹和审计。

　　经费来源可以有政府和非政府两个渠道：可以结合政府的相关任务开展筛查项目，如"十三五"计划等，申请相关经费或部分经费；也可以通过和非政府组织合作获得经费支持，如国际"奥比斯"等组织。

　　下面以一年的筛查为例进行计算，该计算参照上海市"黄本"（2014版）统一收费标准，具体如下：一年筛查两次，对象数量为12家单位的6 000名学生，工作人员共6人。第一年预算中有设备购置，此后不再包括该费用。预算如下：

1. 资料发放、问卷填写核对、数据输入劳务费：2元/人次，每位儿童2次，共计约24 000元。

2. 宣传资料制作印刷：30 000元。

3. 问卷、告家长书的印刷：$0.5 \times 6\,000 \times 2 = 6\,000$元。

4. 一年专家培训费（培训老师和家长、培训筛查队员）：10 000元。

5. 项目督查、考核：5 000元。

6. 项目总结、专家评估：10 000元。

7. 电脑信息维护费：24 000元（每家单位2000元）。

8. 学校老师协助劳务费：6 000元。

9. 设备购置费：眼轴测量仪450 000元，电脑验光仪100 000元，眼压计100 000元，灯箱视力表5 000元，镜片箱800元，反光镜80元，检眼镜900元，拖线板10元，长卷尺5元，大型塑料储物箱150元，以及大布单320元（4个）。

10. 耗材：上下半年各筛查一次。医用棉球10大包/次，2次共400元；75%乙醇（酒精）2 L/次，2次共300元；睫状肌麻痹剂滴眼液（如环戊酮），10人用1支，78元/支，$78 \times 600 \times 2 = 93\,600$元；橡皮膏20元；各种仪器的打印用纸，约50例用1卷，15元/卷，$15 \times 120 \times 2 = 3\,600$元。水笔若干，6位工作人员每查300人各自用掉1支，1.5元/支，

$1.5 \times 6 \times 20 \times 2 = 360$ 元。

11. 设备维护费：90 000 元。

12. 设备运输费：40 元 / 天，$40 \times 12 \times 2 = 960$ 元。

13. 人员交通补助费：10 元 / 人 / 天，按 6 人计算，每半年各进行 20 天，1 年筛查 40 天，共计 2 400 元。

14. 通讯补助费：领队和副领队 50 元 / 人 / 月，其他队员（4 人）25 元 / 人 / 月，每年按 8 个月计，共计 1 600 元。

15. 餐饮补助费：8 元 / 人 / 天，每半年各进行 20 天，1 年筛查 40 天，按 6 人计算，共计 1 920 元。

16. 筛查前协调会会务费：每年 2 次，茶水、午餐、电费、路费补助等，约计 6 000 元。

17. 后期数据输入和管理费：输入人工费 1 元 / 人次，每年两次，共输入 12 000 人次，共计 12 000 元。

预算总经费：985 425 元。

注：以上为初次筛查费用预算，每个筛查机构可依当地具体情况和项目内容的不同而调整，务必遵守财务制度。

附录一　综合防控儿童青少年近视实施方案

　　儿童青少年是祖国的未来和民族的希望。近年来，由于中小学生课内外负担加重，手机、电脑等带电子屏幕产品（以下简称电子产品）的普及，用眼过度、用眼不卫生、缺乏体育锻炼和户外活动等因素，我国儿童青少年近视率居高不下、不断攀升，近视低龄化、重度化日益严重，已成为一个关系国家和民族未来的大问题。防控儿童青少年近视需要政府、学校、医疗卫生机构、家庭、学生等各方面共同努力，需要全社会行动起来，共同呵护好孩子的眼睛。为综合防控儿童青少年近视，经国务院同意，现提出以下实施方案。

一、目标

　　到 2023 年，力争实现全国儿童青少年总体近视率在 2018 年的基础上每年降低 0.5 个百分点以上，近视高发省份每年降低 1 个百分点以上。

到 2030 年，实现全国儿童青少年新发近视率明显下降，儿童青少年视力健康整体水平显著提升，6 岁儿童近视率控制在 3% 左右，小学生近视率下降到 38% 以下，初中生近视率下降到 60% 以下，高中阶段学生近视率下降到 70% 以下，《国家学生体质健康标准》达标优秀率达 25% 以上。

二、各相关方面的行动

（一）家庭

家庭对孩子的成长至关重要。家长应当了解科学用眼护眼知识，以身作则，带动和帮助孩子养成良好用眼习惯，尽可能提供良好的居家视觉环境。0～6 岁是孩子视觉发育的关键期，家长应当尤其重视孩子早期视力保护与健康，及时预防和控制近视的发生与发展。

增加户外活动和锻炼。让孩子到户外阳光下度过更多时间，能够有效预防和控制近视。要营造良好的家庭体育运动氛围，积极引导孩子进行户外活动或体育锻炼，使其在家时每天接触户外自然光的时间达 60 分钟以上。已患近视的孩子应进一步增加户外活动时间，延缓近视发展。鼓励支持孩子参加各种形式的体育活动，督促孩子认真完成寒暑假体育作业，使其掌握1～2项体育运动技能，引导孩子养成终身锻炼习惯。

控制电子产品使用。家长陪伴孩子时应尽量减少使用电子产品。有意识地控制孩子特别是学龄前儿童使用电子产品，非学习目的的电子产品使用单次不宜超过15分钟，每天累计不宜超过1小时，使用电子产品学习30～40分钟后，应休息远眺放松10分钟，年龄越小，连续使用电子产品的时间应越短。

减轻课外学习负担。配合学校切实减轻孩子负担，不要盲目参加课外培训、跟风报班，应根据孩子兴趣爱好合理选择，避免学校减负、家庭增负。

避免不良用眼行为。引导孩子不在走路时、吃饭时、卧床时、晃动的车厢内、光线暗弱或阳光直射等情况下看书或使用电子产品。监督并随时纠正孩子不良读写姿势，应保持"一尺、一拳、一寸"，即眼睛与书本距离应约为一尺、胸前与课桌距离应约为一拳、握笔的手指与笔尖距离应约为一寸，读写连续用眼时间不宜超过40分钟。

保障睡眠和营养。保障孩子睡眠时间，确保小学生每天睡眠10小时、初中生9小时、高中阶段学生8小时。让孩子多吃鱼类、水果、绿色蔬菜等有益于视力健康的营养膳食。

做到早发现早干预。改变"重治轻防"观念，经常关注家庭室内照明状况，注重培养孩子的良好用眼卫生习惯。掌握孩子的眼睛发育和视力健康状况，随时关注孩子视力异常迹象，了解到孩子出现需要坐到教室前排才能看清黑板、看电视时凑近屏幕、抱怨头痛或眼睛疲劳、经常揉眼睛等迹象时，及时带其到眼科医疗机构检查。遵从医嘱进行科学的干预和近视矫治，尽量在眼科医疗机构验光，避免不正确的矫治方法导致近视程度加重。

（二）学校

减轻学生学业负担。严格依据国家课程方案和课程标准组织安排教学活动，严格按照"零起点"正常教学，注重提高课堂教学效益，不得随意增减课时、改变难度、调整进度。强化年级组和学科组对作业数量、时间和内容的统筹管理。小学一、二年级不布置书面家庭作业，三至六年级书面家庭作业完成时间不得超过60分钟，初中不得超过90分钟，高中阶段也要合理安排作业时间。寄宿制学校要缩短学生晚上学习时间。科学布置作业，提高作业设计质量，促进学生完成好基础性作业，强化实践性作业，减少机械、重复训练，不得使学生作业演变为家长作业。

加强考试管理。全面推进义务教育学校免试就近入学全覆盖。坚决控制义务教育阶段校内统一考试次数，小学一、二年级每学期不得超过1次，其他年级每学期不得超过2次。严禁以任何形式、方式公布学生考试成绩和排名；严禁以各类竞赛获奖证书、学科竞赛成绩或考级证明等作为招生入学依据；严禁以各种名义组织考试选拔学生。

改善视觉环境。改善教学设施和条件，鼓励采购符合标准的可调节课桌椅和坐姿矫正器，为学生提供符合用眼卫生要求的学习环境，严格按照普通中小学校、中等职业学校建设标准，落实教室、宿舍、图书馆（阅览室）等采光和照明要求，使用利于视力健康的照明设备。加快消除"大班额"现象。学校教室照明卫生标准达标率100%。根据学生座位视角、教室采光照明状况和学生视力变化情况，每月调整学生座位，每学期对学生课桌椅高度进行个性化调整，使其适应学生生长发育变化。

坚持眼保健操等护眼措施。中小学校要严格组织全体学生每天上下午各做1次眼保健操，认真执行眼保健操流程，做眼保健操之前提醒学生注意保持手部清洁卫生。教师要教会学生正确掌握执笔姿势，督促学生读写时坐姿端正，监督并随时纠正学生不良读写姿势，提醒学生遵守"一尺、一拳、一寸"要求。教师发现学生出现看不清黑板、经常揉眼睛等迹象时，要了解其视力情况。

强化户外体育锻炼。强化体育课和课外锻炼，确保中小学生在校时每天1小时以上体育活动时间。严格落实国家体育与健康课程标准，确保小学一、二年级每周4课时，三至六年级和初中每周 3 课时，高中阶段每周 2 课时。中小学校每天安排 30 分钟大课间体育活动。按照动静结合、视近与视远交替的原则，有序组织和督促学生在课间时到室外活动或远眺，防止学生持续疲劳用眼。全面实施寒暑假学生体育家庭作业制度，督促检查学生完成情况。

加强学校卫生与健康教育。依托健康教育相关课程，向学生讲授保护视力的意义和方法，提高其主动保护视力的意识和能力，积极利用学校闭路电视、广播、宣传栏、家长会、家长学校等形式对学生和家长开展科学用眼护眼健康教育，通过学校和学生辐射教育家长。培训培养健康教育教师，开发和拓展健康教育课程资源。支持鼓励学生成立健康教育社团，开展视力健康同伴教育。

科学合理使用电子产品。指导学生科学规范使用电子产品，养成信息化环境下良好的学习和用眼卫生习惯。严禁学生将个人手机、平板电脑等电子产品带入课堂，带入学校的要进行统一保管。学校教育本着按需的原则合理使用电子产品，教学和布置作业不依赖电子产品，使用电子产品开展教学时长原则上不超过教学总时长的 30%，原则上采用纸质作业。

定期开展视力监测。小学要接收医疗卫生机构转来的儿童青少年视力健康电子档案，确保一人一档，并随学籍变化实时转移。在卫生健康部门指导下，严格落实学生健康体检制度和每学期2次视力监测制度，对视力异常的学生进行提醒教育，为其开具个人运动处方和保健处方，及时告知家长带学生到眼科医疗机构检查。做好学生视力不良检出率、新发率等的报告和统计分析，配合医疗卫生机构开展视力筛查。学校和医疗卫生机构要及时把视力监测和筛查结果记入儿童青少年视力健康电子档案。

加强视力健康管理。建立校领导、班主任、校医（保健教师）、家长代表、学生视力保护委员和志愿者等学生代表为一体的视力健康管理队伍，明确和细化职责。将近视防控知识融入课堂教学、校园文化和学生日常行为规范。加强医务室（卫生室、校医院、保健室等）力量，按标准配备校医和必要的药械设备及相关监测检查设备。

倡导科学保育保教。严格落实3~6岁儿童学习与发展指南，重视生活和游戏对3~6岁儿童成长的价值，严禁"小学化"教学。要保证儿童每天2小时以上户外活动，寄宿制幼儿园不得少于3小时，其中体育活动时间不少于1小时，结合地区、季节、学龄阶段特点合理调整。为儿童提供营养均衡、有益于视力健康的膳食，促进视力保护。幼儿园教师开展保教工作时要主动控制使用电视、投影等设备的时间。

（三）医疗卫生机构

建立视力档案。严格落实国家基本公共卫生服务中关于

0~6 岁儿童眼保健和视力检查工作要求，做到早监测、早发现、早预警、早干预，2019 年起，0~6 岁儿童每年眼保健和视力检查覆盖率达 90% 以上。在检查的基础上，依托现有资源建立、及时更新儿童青少年视力健康电子档案，并随儿童青少年入学实时转移。在学校配合下，认真开展中小学生视力筛查，将眼部健康数据（包括屈光度、眼轴长度、屈光介质参数等）及时更新到视力健康电子档案中，筛查出视力异常或可疑眼病的，要提供个性化、针对性强的防控方案。

规范诊断治疗。县级及以上综合医院普遍开展眼科医疗服务，认真落实《近视防治指南》等诊疗规范，不断提高眼健康服务能力。根据儿童青少年视觉症状，进行科学验光及相关检查，明确诊断，按照诊疗规范进行矫治。叮嘱儿童青少年近视患者应遵从医嘱进行随诊，以便及时调整采用适宜的干预和治疗措施。对于儿童青少年高度近视或病理性近视患者，应充分告知疾病的危害，提醒其采取预防措施避免并发症的发生或降低危害。制定跟踪干预措施，检查和矫治情况及时记入儿童青少年视力健康电子档案。积极开展近视防治相关研究，加强防治近视科研成果与技术的应用。充分发挥中医药在儿童青少年近视防治中的作用，制定实施中西医一体化综合治疗方案，推广应用中医药特色技术和方法。

加强健康教育。儿童青少年近视是公共卫生问题，必须从健康教育入手，以公共卫生服务为抓手，发动儿童青少年和家长自主健康行动。针对人们缺乏近视防治知识、对近视危害健康严重性认识不足的问题，发挥健康管理、公共卫生、眼科、视光学、疾病防控、中医药相关领域专家的指导作用，主动进学校、进社区、进家庭，积极宣传推广预防儿童青少年近视的视力健康科普知识。加强营养健康宣传教育，因地制宜开展营养健康指导和服务。

（四）学生

强化健康意识。每个学生都要强化"每个人是自身健康的第一责任人"意识，主动学习掌握科学用眼护眼等健康知识，并向家长宣传。积极关注自身视力状况，自我感觉视力发生明显变化时，及时告知家长和教师，尽早到眼科医疗机构检查和治疗。

养成健康习惯。遵守近视防控的各项要求，认真规范做眼保健操，保持正确读写姿势，积极参加体育锻炼和户外活动，每周参加中等强度体育活动3次以上，养成良好生活方式，不熬夜、少吃糖、不挑食，自觉减少电子产品使用。

（五）有关部门

教育部：加快修订《学校卫生工作条例》和《中小学健康教育指导纲要》等。成立全国中小学和高校健康教育指导委员会，指导地方教育行政部门和学校科学开展儿童青少年近视防控和视力健康管理等学校卫生与健康教育工作，开展儿童青少年近视综合防控试点工作，强化示范引领。进一步健全学校体育卫生发展制度和体系，不断完善学校体育场地设施，加快体育与健康师资队伍建设，聚焦"教"（教会健康知识和运动技能）、"练"（经常性课余训练和常规性体育作业）、"赛"（广泛开展班级、年级和跨校体育竞赛活动）、"养"（养成健康行为和健康生活方式），深化学校体育、健康教育教学改革，积极推进校园体育项目建设。推动地方教育行政部门加强现有中小学卫生保健机构建设，按照标准和要求强化人员和设备配备。鼓励高校特别是医学院校、高等师范院校开设眼视光、健康管理、健康教育相关专业，培养近视防治、视力健康管理专门人才和健康教育教师，积极开展儿童青少年视力健康管理相关研究。会同有关部门开展全国学校校医等专职卫生技术人员配备情况专项督导检查，着力解决专职卫生技术人员数量及相关设备配备不足问题。会同有关部门坚决治理规范校外培训机构，每年对校外培训机构教室采光照明、课桌椅配备、电子产品等达标情况开展全覆盖专项检查。

国家卫生健康委：培养优秀视力健康专业人才，在有条件的社区设立防控站点。加强基层眼科医师、眼保健医生、儿童保健医生培训，提高视力筛查、常见眼病诊治和急诊处置能力。加强视光师培养，确保每个县（市、区）均有合格的视光专业人员提供规范服务，并根据儿童青少年近视情况，选择科学合理的矫正方法。全面加强全国儿童青少年视力健康及其相关危险因素监测网络、数据收集与信息化建设。会同教育部组建全国儿童青少年近视防治和视力健康专家队伍，充分发挥卫生健康、教育、体育等部门和群团组织、社会组织作用，科学指导儿童青少年近视防治和视力健康管理工作。加快修订《中小学生健康体检管理办法》等文件。2019 年年底前，会同有关部门出台相关强制性标准，严格规范儿童青少年的教材、教辅、考试试卷、作业本、报刊及其他印刷品、出版物等的字体、纸张，以及学习用灯具等，使之有利于保护视力。会同相关部门按照采光和照明国家有关标准要求，对学校、托幼机构和校外培训机构教室（教学场所）以"双随机"（随机抽取卫生监督人员，随机抽取学校、托幼机构和校外培训机构）方式进行抽检、记录并公布。

体育总局：增加适合儿童青少年户外活动和体育锻炼的场地设施，持续推动各类公共体育设施向儿童青少年开放。积极引导支持社会力量开展各类儿童青少年体育活动，有针对性地开展各类冬夏令营、训练营和体育赛事等，吸引儿童青少年广泛参加体育运动，动员各级社会体育指导员为广大儿童青少年参与体育锻炼提供指导。

　　财政部：合理安排投入，积极支持相关部门开展儿童青少年近视综合防控工作。

　　人力资源社会保障部：会同教育部、国家卫生健康委完善中小学和高校校医、保健教师和健康教育教师职称评审政策。

　　市场监督管理总局：严格监管验光配镜行业，不断加强眼视光产品监管和计量监管，整顿配镜行业秩序，加大对眼镜和眼镜片的生产、流通和销售等执法检查力度，规范眼镜片市场，杜绝不合格眼镜片流入市场。加强广告监管，依法查处虚假违法近视防控产品广告。

　　国家新闻出版署：实施网络游戏总量调控，控制新增网络游戏上网运营数量，探索符合国情的适龄提示制度，采取措施限制未成年人使用时间。

　　广播电视总局等部门：充分发挥广播电视、报刊、网络、新媒体等作用，利用公益广告等形式，多层次、多角度宣传推广近视防治知识。

　　防控儿童青少年近视是一项系统工程，各相关部门都要关心、支持、参与儿童青少年视力保护，在全社会营造政府主导、部门配合、专家指导、学校教育、家庭关注的良好氛围，让每个孩子都有一双明亮的眼睛和光明的未来。

三、加强考核

各省（区、市）人民政府负责本地区儿童青少年近视防控措施的落实，主要负责同志要亲自抓，国务院授权教育部、国家卫生健康委与各省级人民政府签订全面加强儿童青少年近视防控工作责任书，地方各级人民政府逐级签订责任书。将儿童青少年近视防控工作、总体近视率和体质健康状况纳入政府绩效考核，严禁地方各级人民政府片面以学生考试成绩和学校升学率考核教育行政部门和学校。将视力健康纳入素质教育，将儿童青少年身心健康、课业负担等纳入国家义务教育质量监测评估体系，对儿童青少年体质健康水平连续 3 年下降的地方政府和学校依法依规予以问责。

建立全国儿童青少年近视防控工作评议考核制度，评议考核办法由教育部、国家卫生健康委、体育总局制订，在国家卫生健康委、教育部核实各地 2018 年儿童青少年近视率的基础上，从 2019 年起，每年开展各省（区、市）人民政府儿童青少年近视防控工作评议考核，结果向社会公布。

附录二　儿童青少年近视防控适宜技术指南

　　我国儿童青少年近视呈高发和低龄化趋势，严重影响儿童青少年的身心健康，已成为全社会关注的焦点。为积极贯彻落实习近平总书记对儿童青少年近视问题的重要指示精神，进一步推动落实《综合防控儿童青少年近视实施方案》，指导科学规范开展防控工作，提高防控技术能力，特制定《儿童青少年近视防控适宜技术指南》(以下简称《指南》)。

一、适用范围

　　《指南》适用于儿童青少年近视防控工作的开展，目标读者为省、市、县各级儿童青少年近视防控技术人员。

二、近视防控基本知识

（一）名词术语

1. 视力：又称视锐度，指眼睛识别物象的能力，分为中心视力与周边视力（即视野），前者系指眼底黄斑区中心凹的视锐度，后者系指黄斑区注视点以外的视力。一般所谓视力均系指中心视力而言。识别远方物象的能力称远视力，识别近处物象的能力称近视力。

2. 裸眼视力：又称未矫正视力，指未经任何光学镜片矫正所测得的视力，包括裸眼远视力和裸眼近视力。

3. 矫正视力：指用光学镜片矫正后所测得的视力。包括远距矫正视力和近距矫正视力。

4. 视力不良：又称视力低下。指根据《国际标准对数视力表》（GB11533—2011）检查远视力，6 岁以上儿童青少年裸眼视力低于 5.0。其中，视力 4.9 为轻度视力不良，$4.6 \leqslant$ 视力 $\leqslant 4.8$ 为中度视力不良，视力 $\leqslant 4.5$ 为重度视力不良。儿童青少年视力不良的原因多见于近视、远视、散光等屈光不正以及其他眼病（如弱视、斜视等）。

5. 近视：指人眼在调节放松状态下，来自 5 米以外的平行光线经眼球屈光系统后聚焦在视网膜之前的病理状态，其表现为远视力下降。

6. 筛查性近视：应用远视力检查、非睫状肌麻痹状态下电脑验光（俗称电脑验光）或串镜检查等快速、简便的方法，将儿童青少年中可能患有近视者筛选出来。当 6 岁以上儿童青少年裸眼远视力 < 5.0 时，通过非睫状肌麻痹下电脑验光，等效球镜（SE）< −0.50D 判定为筛查性近视；无条件配备电脑验光仪的地区，可采用串镜检查，当正片（凸透镜）视力下降、负片（凹透镜）视力提高者，判定为筛查性近视。

7. 睫状肌麻痹验光检查：睫状肌麻痹验光即通常所说的散瞳验光，是国际公认的诊断近视的金标准。建议 12 岁以下，尤其是初次验光，或有远视、斜视、弱视和较大散光的儿童一定要进行睫状肌麻痹验光，确诊近视需要配镜的儿童需要定期复查验光。

（二）近视分类

1. 根据散瞳后验光仪测定的等效球镜（SE）度数判断近视度数，根据 SE 度数可以把近视分为低、中和高三个不同程度。

（1）低度近视：−3.00D ≤ SE < −0.50D（近视 50～300 度之间）；

（2）中度近视：−6.00D ≤ SE < −3.00D（近视 300～600 度之间）；

（3）高度近视：SE < −6.00D（近视 600 度以上）。

2. 根据近视病程进展和病理变化，又可以将近视分为单纯性近视和病理性近视。

（1）单纯性近视：多指眼球在发育期发展的近视，发育停止，近视也趋于稳定，屈光度数一般在 –6.00D 之内。其中绝大多数患者的眼底无病理变化，用适当光学镜片即可将视力矫正至正常。

（2）病理性近视：多指发育停止后近视仍在发展，并伴发眼底病理性变化的近视类型，亦称为进行性近视，大多数患者的度数在 –6.00D 以上。常见眼底改变有近视弧形斑、漆裂纹、脉络膜新生血管、黄斑脉络膜萎缩、视网膜脱离、后巩膜葡萄肿等。

（三）近视的症状及危害

近视的典型症状是远视力下降。其主要表现包括：

（1）远视力下降，近视初期常有远视力波动；

（2）注视远处物体时不自觉地眯眼、歪头；

（3）部分近视未矫正者可出现视疲劳症状；

（4）近视度数较高者，除远视力差外，常伴有夜间视力差、飞蚊症、漂浮物和闪光感等症状，并可发生不同程度的眼底改变，特别是高度近视者，发生视网膜脱离、撕裂、裂孔、黄斑出血、新生血管和开角型青光眼的危险性增高，严重者导致失明。

三、近视防控适宜技术

（一）筛查视力不良与近视

按照《儿童眼及视力保健技术规范》和《国家基本公共卫生服务规范（第三版）》要求，做好0～6岁儿童眼保健和视力检查工作，早期发现影响儿童视觉发育的眼病和高危因素，及时转诊与及早矫治，保护和促进儿童视功能的正常发育。

建立中小学生视力定期筛查制度，开展视力不良检查，内容包括裸眼视力、戴镜视力（如有戴镜）、非睫状肌麻痹下屈光检查，视觉健康影响因素评估，有条件地区鼓励增加眼轴长度、角膜曲率测量，其中远视力筛查应采用《GB11533—2011国际标准对数视力表》。筛查频率每学年不少于一次；电脑验光采用的自动电脑验光仪应符合《ISO10342—2010眼科仪器：验光仪》的规定。

做好托幼机构、中小学校儿童青少年视力筛查工作，提供专业技术服务与指导。筛查单位应当在筛查结束1个月内，按照筛查技术流程图（见图1和图2）反馈筛查结果，并提出精准预防近视指导或转诊建议。应当特别重视对近视儿童青少年的信息反馈和用眼卫生的指导；对怀疑远视储备不足（裸眼视力正常，屈光状态虽未达到近视标准但偏离相应年龄段生理值范围），有近视高危因素者，应当予以高危预警，重点干预。

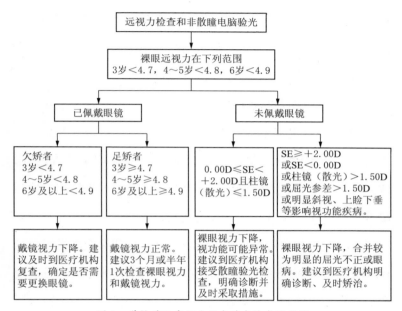

图 1　学龄前儿童视力屈光筛查技术流程图

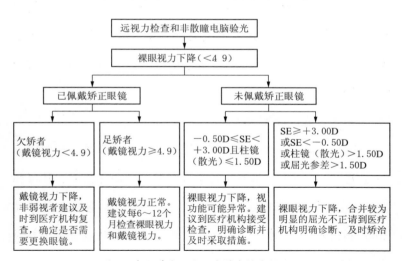

图 2　中小学生视力屈光筛查技术流程图

同时，应当在 1 个月内将检查结果反馈学校，内容包括检查时间、检查人数、分年级、分班级的视力不良和筛查性近视率发生情况，并与上学年检查结果进行比较。

（二）建立视力健康档案

对 0～6 岁儿童和中小学生进行定期视力检查，参照《儿童青少年近视筛查结果记录表》（表 1），规范记录检查内容，建立儿童青少年视力健康档案。有条件地区可根据情况，增加眼外观、眼位、眼球运动以及屈光发育等内容。

及时分析儿童青少年视力健康状况，早期筛查出近视及其他屈光不正，动态观察儿童青少年不同时期屈光状态发展变化，早期发现近视的倾向或趋势，制订干预措施，努力减少近视，特别是高度近视的发生与发展。小学要接收医疗卫生机构转来的各年度《儿童青少年视力检查记录表》等视力健康档案，确保一人一档，随学籍变化实时转移，并与中小学生视力检查衔接。

（三）培养健康用眼行为

个体、家庭和学校应当积极培养"每个人都是自身健康第一责任人"的意识，主动学习掌握眼健康知识和技能；父母和监护人要了解科学用眼、护眼知识，以身作则，强化户外活动和体育锻炼，减轻学生学业负担；培养和督促儿童青少年养成良好的用眼卫生习惯，使其建立爱眼护眼行为。

表1　儿童青少年近视筛查结果记录表

省（市/自治区）：□□　　　　　　地、市（州）：□□
县（区）：　　　　□□　　　　　监测点：　　□（1城；2郊）
学校名称（盖章）：□□

1. 个人基本信息
姓名：　　　　年级：□□　　　编码：□□□□
性别：①男②女　年龄：　　（周岁）民族：
身份证号：□□□□□□□□□□□□□□□□□□
出生日期：□□□□年□□月□□日
检查时间：□□□□年□□月□□日
班主任签名：＿＿＿＿＿＿＿

2. 0~3岁儿童眼外观　　□未见异常　　□异常
0~3岁儿童其他检查（选填）：
光照反射　　　□未见异常　□异常
瞬目反射　　　□未见异常　□异常
红球试验　　　□未见异常　□异常
眼位检查　　　□未见异常　□异常
眼球运动　　　□未见异常　□异常
视物行为观察　□未见异常　□异常
填表人/医生签名：＿＿＿＿＿＿＿

3. 视力检查
戴镜类型：□
①框架眼镜　　　　②隐形眼镜
③角膜塑形镜，佩戴度数（右）　（左）
④不戴镜
远视力检查结果：

眼别	裸眼视力	戴镜视力
右眼		
左眼		

（请以5分记录法记录）

填表人/医生签名：＿＿＿＿＿＿＿

自动电脑验光检查结果：

眼别	球镜（S）	柱镜（散光C）	轴位（散光方向A）
右眼			
左眼			

（球镜、柱镜填写请保留两位小数）
其他需注明的特殊情况：

填表人/医生签名：＿＿＿＿＿＿＿

电脑验光单粘贴处

注：1. 戴镜视力指佩戴自己现有的眼镜看到的视力水平。
　　2. "电脑验光"中，"球镜"为近视或远视度数，负值为近视，正值为远视；"柱镜"为散光度数；轴位为散光的方向，有散光度数才会有散光轴位。
　　3. 本次电脑验光为非睫状肌麻痹下验光进行近视筛查，结果不具有诊断意义。

执行主体	技 术 措 施
个体	• 积极关注自身视力异常迹象，例如看不清黑板上的文字、眼睛经常干涩、经常揉眼等症状，及时告知家长和教师视力变化情况。可交替闭上一只眼睛进行自测，以便发现单眼视力不良。 • 认真规范做眼保健操，做操时注意力集中，闭眼，认真、正确地按揉穴位等，以感觉到酸胀为度。 • 保持正确的读写姿势，"一拳一尺一寸"；不在走路、吃饭、卧床时、晃动的车厢内、光线暗弱或阳光直射等情况下看书或使用电子产品。 • 读写连续用眼时间不宜超过 40 分钟，每 40 分钟左右要休息 10 分钟，可远眺或做眼保健操等。 • 控制使用电子产品时间。课余时间使用电子产品学习 30～40 分钟后，应休息远眺放松 10 分钟。非学习目的使用电子产品每次不超过 15 分钟。
家庭	• 督促孩子保持正确的读写姿势，做到"一拳一尺一寸"；不躺卧看书，不在走路、吃饭时等情况下看书或使用电子产品。 • 家长陪伴孩子时尽量减少使用电子产品。 • 家长设定明确规则，有意识地控制孩子，特别是学龄前儿童使用电子产品，积极选择替代性活动，如游戏、运动和户外活动等，减少视屏时间。
学校	• 开展近视防控等相关健康教育课程和活动，提升师生相关健康素养。 • 中小学校严格组织全体学生每天上下午各做 1 次眼保健操。 • 鼓励课间走出教室，上下午各安排一个 30 分钟的大课间。 • 教师要教会并督促学生保持正确读写姿势。 • 指导学生科学规范使用电子产品。 • 幼儿园教师开展保教工作时要主动控制使用电视、投影等设备的时间。

（四）建设视觉友好环境

家庭、学校、医疗卫生机构、媒体和其他社会团体等各界力量要主动参与建设视觉友好环境。家庭和学校依据国家相关政策和标准要求，减轻学生学业负担，改善采光照明条件，配备适合儿童青少年身高的课桌椅。媒体和社区应当加大相关标准和知识宣传力度，创建支持性社会环境。

执行主体	技 术 措 施
家庭	• 配合学校切实减轻孩子课业负担。 • 提供良好的家庭室内照明与采光环境。 • 定期调整书桌椅高度，使其适合孩子身高的变化。 • 不在孩子卧室摆放电视等视屏产品。 • 保障孩子睡眠时间。
学校	• 减轻学生学业负担，依据国家课程方案和课程标准组织安排教学活动。 • 按照"零起点"正常教学，注重提高课堂教学效益，不得随意增减课时、改变难度、调整进度。 • 强化年级组和学科组对作业数量、时间和内容的统筹管理。 • 教学和布置作业不依赖电子产品，使用电子产品开展教学时长原则上不超过教学总时长的30%，原则上采用纸质作业。 • 采购符合标准的可调节课桌椅。 • 提供符合用眼卫生要求的教学环境。 • 加快消除"大班额"现象。 • 加强视力健康管理，将近视防控知识融入课堂教学、校园文化和学生日常行为规范。 • 为儿童提供营养均衡、有益于视力健康的膳食，促进视力保护。
医疗卫生机构	• 加强医疗机构能力建设，培养儿童眼健康医疗技术人员。 • 根据儿童青少年视力进展情况，提供个性化的近视防控健康宣教和分级转诊。 • 组织专家主动进学校、进社区、进家庭，积极宣传推广预防儿童青少年近视的健康科普知识。
媒体和社会团体	• 倡导健康理念，传播科学健康知识。充分发挥广播电视、报刊、网络、新媒体等作用，利用公益广告等形式，多层次、多角度宣传推广近视防治知识。

（五）增加日间户外活动

学校、家庭和社区共同努力减少儿童青少年长时间持续视近工作，采取多种措施，为儿童青少年提供相关条件，督促儿童青少年开展户外活动。

执行主体	技 术 措 施
个体	• 养成健康意识和用眼习惯，采纳健康行为，日间户外活动每天至少 2 小时。 • 保证睡眠时间，小学生每天睡眠 10 小时、初中生 9 小时、高中生 8 小时。
家庭	• 通过家长陪同儿童走路上学，课外和节假日亲子户外活动等方式，积极引导、支持和督促孩子进行日间户外活动。 • 使孩子在家时每天接触户外自然光的时间达 60 分钟以上。对于已患近视的孩子应进一步增加户外活动时间，延缓近视发展。 • 鼓励支持孩子参加各种形式的体育活动，督促孩子认真完成寒暑假体育作业，掌握 1～2 项体育运动技能，引导孩子养成终身锻炼习惯。
学校	• 强化户外体育锻炼，确保中小学生在校时每天 1 小时以上体育活动时间。注意强调培养良好用眼习惯。 • 落实国家体育与健康课程标准。确保小学一、二年级每周 4 课时，三至六年级和初中每周 3 课时，高中阶段每周 2 课时。中小学校每天安排 30 分钟大课间体育活动。 • 幼儿园要保证儿童每天 2 小时以上户外活动，寄宿制幼儿园不得少于 3 小时，其中体育活动时间不少于 1 小时，结合地区、季节、学龄阶段特点合理调整。 • 全面实施寒暑假学生体育家庭作业制度，督促检查学生完成情况。 • 避免幼儿园"小学化"教学，重视生活和游戏对 3～6 岁儿童成长的价值。

（六）规范视力健康监测与评估

视力健康监测与评估可以及时了解学生群体中视力不良、近视分布特点及变化趋势，确定高危人群及高危因素，为制定及评估近视预防控制措施提供数据依据。

制定本地学生常见病及健康影响因素监测实施方案，组织相关培训，做好现场调查和监测、数据录入、结果分析与上报等工作。近视监测流程图见图3。

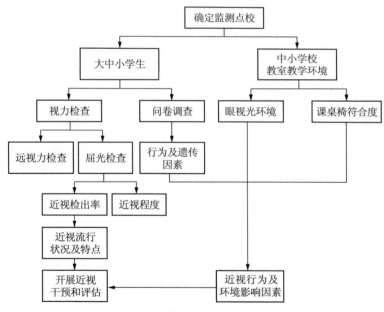

图3　儿童青少年近视监测流程图

逐级撰写当地近视监测和评估报告，并将监测及评估报告及时报告政府并通报教育行政部门，结合当地实际情况，制定或调整近视干预措施和活动，将主要信息通过媒体向社会公布。

（七）科学诊疗与矫治

经过近视筛查以及监测等工作，应对儿童青少年进行分级管理，科学矫治。

1. 对视力正常，但存在近视高危因素的学生，建议其改变高危行为，改善视光环境。

2. 对远视储备不足或者裸眼视力下降者，其视功能可能异常，建议到医疗机构接受医学验光等屈光检查，明确诊断并及时采取措施矫治。

3. 佩戴框架眼镜是矫正屈光不正的首选方法，建议家长到医疗机构遵照医生或验光师的要求给孩子选择合适度数的眼镜，并遵医嘱戴镜。对于戴镜视力正常者，学龄前儿童每3个月或者半年，中小学生每6～12个月到医疗机构检查裸眼视力和戴镜视力，如果戴镜视力下降，则需在医生指导下确定是否需要更换眼镜。

4. 近视儿童青少年，在使用低浓度阿托品或者佩戴角膜塑形镜（OK镜）减缓近视进展时，建议到正规医疗机构，在医生指导下，按照医嘱进行。

附录三 儿童眼及视力保健技术规范

一、目的

通过眼保健宣传教育、视力评估和相关眼病的筛查，早期发现影响儿童视觉发育的眼病，及早矫治或及时转诊，以预防儿童可控制性眼病的发生发展，保护和促进儿童视功能的正常发育。

二、服务对象

辖区内 0～6 岁儿童。

三、内容与方法

（一）时间

1. 健康儿童应当在生后 28～30 天进行首次眼病筛查，分别在3、6、12月龄和2、3、4、5、6岁健康检查的同时进行阶段性眼病筛查和视力检查。

2. 具有眼病高危因素的新生儿,应当在出生后尽早由眼科医师进行检查。新生儿眼病的高危因素包括:

(1)新生儿重症监护病房住院超过7天并有连续吸氧(高浓度)史。

(2)临床上存在遗传性眼病家族史或怀疑有与眼病有关的综合征,例如先天性白内障、先天性青光眼、视网膜母细胞瘤、先天性小眼球、眼球震颤等。

(3)巨细胞病毒、风疹病毒、疱疹病毒、梅毒或毒浆体原虫(弓形虫)等引起的宫内感染。

(4)颅面形态畸形、大面积颜面血管瘤,或者哭闹时眼球外凸。

(5)出生难产、器械助产。

(6)眼部持续流泪、有大量分泌物。

3. 出生体重< 2 000 g的早产儿和低出生体重儿,应当在生后4~6周或矫正胎龄32周,由眼科医师进行首次眼底病变筛查。

(二)检查内容和方法

1. 内容

在儿童健康检查时应当对0~6岁儿童进行眼外观检查,

对 4 岁及以上儿童增加视力检查。

有条件的地区可增加与儿童年龄相应的其他眼部疾病筛查和视力评估：满月访视时进行光照反应检查，以发现眼部结构异常；3 月龄婴儿进行瞬目反射检查和红球试验，以评估婴儿的近距离视力和注视能力；6 月龄婴儿进行视物行为观察和眼位检查（角膜映光加遮盖试验），1～3 岁儿童进行眼球运动检查，以评估儿童有无视力障碍和眼位异常。

2. 方法

（1）眼外观：观察眼睑有无缺损、炎症、肿物，眼睫毛内翻，两眼大小是否对称；结膜有无充血，结膜囊有无分泌物，持续溢泪；角膜是否透明呈圆形；瞳孔是否居中、形圆、两眼对称、黑色外观。

（2）光照反应：检查者将手电灯快速移至婴儿眼前照亮瞳孔区，重复多次，两眼分别进行。婴儿出现反射性闭目动作为正常。

（3）瞬目反射：受检者取顺光方向，检查者以手或大物体在受检者眼前快速移动，不接触到受检者。婴儿立刻出现反射性防御性的眨眼动作为正常。如 3 月龄未能完成，6 月龄继续此项检查。

（4）红球试验：用直径 5 cm 左右色彩鲜艳的红球在婴儿眼前 20～33 cm 距离缓慢移动，可以重复检查 2～3 次。婴儿出现短暂寻找或追随注视红球的表现为正常。如3月龄未能完成，6月龄继续此项检查。

（5）眼位检查（角膜映光加遮盖试验）：将手电灯放至儿童眼正前方33 cm处，吸引儿童注视光源；用遮眼板分别遮盖儿童的左、右眼，观察眼球有无水平或上下的移动。正常儿童两眼注视光源时，瞳孔中心各有一反光点，分别遮盖左右眼时没有明显的眼球移动。

（6）眼球运动：自儿童正前方，分别向上、下、左、右慢速移动手电灯。正常儿童两眼注视光源时，两眼能够同时同方向平稳移动，反光点保持在两眼瞳孔中央。

（7）视物行为观察：询问家长儿童在视物时是否有异常的行为表现，例如不会与家人对视或对外界反应差，对前方障碍避让迟缓，暗处行走困难，视物明显歪头或距离近，畏光或眯眼、眼球震颤等。

（8）视力检查：采用国际标准视力表或标准对数视力表检查儿童视力，检测距离5 m，视力表照度为500 lx，视力表1.0行高度为受检者眼睛高度。检查时，一眼遮挡，但勿压迫眼球，按照先右后左顺序，单眼进行检查。自上而下辨认视标，直到不能辨认的一行时为止，其前一行即可记录为被检者的视力。对4岁视力≤0.6、5岁及以上视力≤0.8的视力低常儿童，或两眼视力相差两行及以上的儿童，都应当在2周～1个月复查一次。

（三）眼及视力保健指导

1. 早期发现，及时就诊

识别儿童常见眼部疾病，儿童若出现眼红、畏光、流泪、分泌物多、瞳孔区发白、眼位偏斜或歪头视物、眼球震颤、不能追视、视物距离过近或眯眼、暗处行走困难等异常情况，应当及时到医院检查。儿童应当定期接受眼病筛查和视力评估。

2. 注意用眼卫生

（1）培养良好的用眼卫生习惯，包括培养正确的看书、写字姿势，正确的握笔方法，在良好的照明环境下读书、游戏。

（2）儿童持续近距离注视时间每次不宜超过30分钟，操作各种电子视频产品时间每次不宜超过20分钟，每天累计时间建议不超过1小时。2岁以下儿童尽量避免操作各种电子视频产品。眼睛与各种电子产品荧光屏的距离一般为屏面对角线的5～7倍，屏面略低于眼高。

（3）屈光不正儿童要到具有相应资质的医疗机构或眼镜验配机构进行正规散瞳验光，调整眼镜屈光度，不要使用劣质及不合格眼镜。

（4）不要盲目使用眼保健产品，要在专业医师指导下合理、适度使用。

（5）合理营养，平衡膳食。经常到户外活动，每天不少于2小时。

3. 防止眼外伤

（1）儿童应当远离烟花爆竹、锐利器械、有害物质，不在具有危险的场所活动，防范宠物对眼的伤害。

（2）儿童活动场所不要放置锐利器械、强酸强碱等有害物品，注意玩具的安全性。

（3）儿童眼进异物，或眼球扎伤、撞伤，要及时到设有眼科的医疗机构就诊。

4. 预防传染性眼病

（1）教育和督促儿童经常洗手，不揉眼睛。

（2）不要带领患有传染性眼病的儿童到人群聚集的场所活动。

（3）社区或托幼机构应当注意隔离患有传染性眼病的儿童，防止疾病传播蔓延。

（四）转诊

出现以下情况之一者，应当予以及时转诊至上级妇幼保健机构或其他医疗机构的相关专科门诊进一步诊治。

1. 具有眼病高危因素的新生儿和出生体重 < 2 000 g 的早产儿和低出生体重儿。

2. 眼睑、结膜、角膜和瞳孔等检查发现可疑结构异常。

3. 检查配合的婴儿经反复检测均不能引出光照反应及瞬目反射。

4. 注视和跟随试验检查异常。

5. 具有任何一种视物行为异常的表现。

6. 眼位检查和眼球运动检查发现眼位偏斜或运动不协调。

7. 复查后视力，4 岁儿童 ≤ 0.6、5 岁及以上儿童 ≤ 0.8，或两眼视力相差两行及以上。

四、流程图

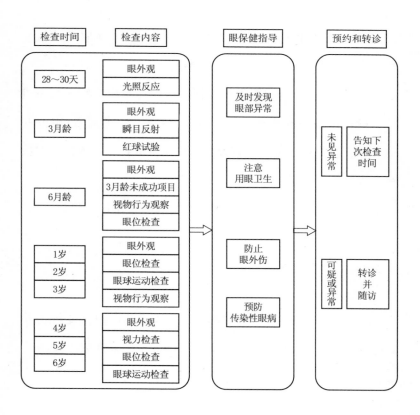

五、工作要求

（一）社区卫生服务中心和乡镇卫生院在儿童健康检查的同时进行与其年龄相应的眼部疾病筛查和视力评估，同时进行儿童眼及视力保健的宣传教育工作，早期发现儿童的眼病和视力不良。对筛查出的可疑眼病或视力低常儿童，应当及时转诊至上级妇幼保健机构或其他医疗机构的相关专科门诊进一步诊治。

（二）从事眼病筛查及视力评估工作的医护人员应当接受相关专业技术培训，并取得培训合格证书。

（三）眼病筛查和视觉行为评估应当在室内自然光线下进行，检查设备为电源能量充足的聚光手电灯、直径 5 cm 左右的红球、遮眼板。视力检查设备为国际标准视力表或标准对数视力表灯箱。

（四）认真填写相关检查记录，进行转诊结局的追访。

六、考核指标

4～6 岁儿童视力检查覆盖率 =（该年辖区内接受视力检查的 4～6 岁儿童人数 / 该年辖区内 4～6 岁儿童人数）×100

那孤独而渴望光明的眼睛

端午前周末的细雨中，我们奥比斯志愿者一行六人来到了学校。那一双双稚嫩的眼睛在渴望光明，在呼唤更多的爱。

这是一个绿树成荫的花园式学校，穿行间好像听见小鸟的啾啾声，童话般的建筑错落有致，宽敞的教室明亮而安静。我走过一条高高的走廊来到一个圆形大会堂，看到东边整整齐齐坐了好几排孩子和他们身边的陪护者。我们在西边钢琴区临时布置了检查台，电脑验光仪、眼轴测量仪、检眼镜、裂隙灯显微镜等一应俱全。

许老师、沈老师和蔡老师都很快有条不紊地开工，小杨和辉也忙碌不停。我检查的第一个孩子是一位2岁的小男孩，他的眼睛看起来很明亮，除了颞侧有一处小小的白色病灶。他一直安静地看着我，特别特别安静，他不仅眼睛有散光，而且听力也有问题。他的双侧外耳发育异常，下方还有小小副耳。原来，他是一个戈尔登哈尔（Goldenhar）综合征患者。我边查边问，很担忧他的智力。临床表现看，他是教科书中所述的那类约 10% 的合并智力迟钝的孩子，甚至可能不只是眼和耳朵，他的脊柱也许在影像学下还会发现异常。我们记录下来，答应节后给他验光，还会找耳专家会诊。

第二个孩子，由她的保育员阿姨抱着插队进来。她还不会站立，在阿姨的怀里无神地看着我，右眼下睑挂着一颗晶莹的大泪珠。孩子没有哭闹，是她的倒睫毛让她的眼睛含满泪水，泪盈盈的双眼有着大大超过正常直径的角膜，然而黯然无光。没想到这样的先天性青光眼孩子后面接二连三，一共有 4 个，其中一个曾经有一眼做过抗青光眼手术，可惜效果并不理想。还有一位斯德奇-韦伯（Sturge-Weber）综合征的孩子，双眼受累，他一点也没有意识到自己的一眼是几近失明的，视神经萎缩已经很明显。一位先天性青光眼的孩子是寄养出去的，他的监护人似乎对眼疾一无所知，一听说可以进一步诊治，立刻表示随时听候我们通知。

第三个孩子已经 10 岁，左眼已经完全失明并且形成了葡萄肿，需要手术摘除并植入义眼。第四个孩子是高度近视，我检查后非常肯定地告诉孩子，事实上验光配镜后将可以获得不错的视力，他的寄养监护人很激动地连连说早点来验配。第五个孩子是双眼角膜白斑，左眼无瞳孔，要是早发现并做一个瞳孔成形术该多好！第六个、第七个、第八个……这些大大小小的孩子，最大的 16 岁，最小的才几个月大，不论什么原因被遗弃，承受了生命中最不堪承受的骨肉分离之痛，用以感知和探究世界的最重要的眼睛，也在失明的煎熬之中！

幸运的是，我们发现有三个先天性白内障的孩子，初步检查没有发现其他的异常，意味着在白内障手术后可以复明的希望特别大。监护人和医务老师都听明白了我的话，所流露的无限欣慰的神情一瞬间也感染了我，让我一扫近一周来的所有疲劳和忧虑。特别是那个活泼伶俐叫东海（化名）的孩子，他在接受检查时是那么顺从和配合，他无忧无虑的笑容让我恍惚觉得他是一个正常家庭的健康孩子，监护人和阿姨们叫一声他就清脆地应一声，声声入耳，直让人都忍不住要呼唤他、拥抱他。

不幸的是抱到我面前的一个大约 6 个月的宝宝，我第一眼怀疑是视网膜母细胞瘤，双眼恶性肿瘤对于如此弱小的孩子而言，是难以越过的灾难。她也是一位安安静静的宝宝，被捡起后送来福利院时医生做初检已考虑视力不良，她的双目不能视物，我不用检眼镜已看到她双眼内白色的反光。一阵巨大的悲伤袭来，仿佛看到折翼的天使，无声坠落在天界。

还有一个 3 岁孩子，是戈尔登哈尔（Goldenhar）综合征中很罕见的类型，一只眼睛清澈明净，是的，只有一只眼睛，他的一半的脸是混元未开的，侧面露出很小的孔隙有左眼的痕迹，左半边鼻子及左颚都没有发育开来。我检查中试着与他对话，他思维敏捷，吐词清晰，咯咯笑起来融化了我被撼后巨大的悲伤。我觉得他是一个奇迹，概率为五十万分之一，在古代意识中也许是某种神祇的寓言。他的父母或许没有意识到生命的珍贵，只看到他脸面的残缺，忘了我们每个人都有残缺，只是我们每个人的残缺大多数不在脸上。他的无脸不仅是无辜的，更在考验我们医学，也许，我们该做的是努力恢复他左眼的位置，或者，是尽心呵护好他那一只渴望的眼睛。

细雨更细了，微风轻轻拂过，空气明润如丝，那高挂在林荫中的大楼前的红色气球，让我确信我会再来，那里有一双双渴望光明的眼睛。

周行涛